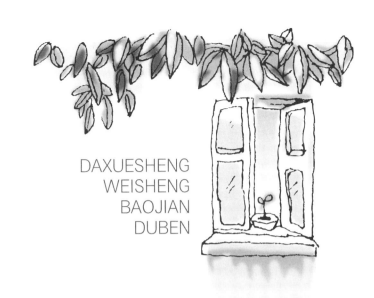

DAXUESHENG
WEISHENG
BAOJIAN
DUBEN

职业院校素质教育创新示范教材

大学生
卫生保健读本

第三版

欧汉生　李志良　主编

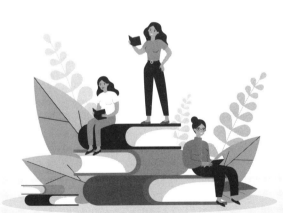

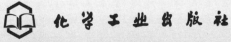

化学工业出版社

·北京·

内 容 提 要

本书主要内容包括健康与疾病、日常生活卫生、心理卫生、性与卫生、体育卫生、饮食与营养、用药知识、职业卫生、疾病预防、意外伤害与灾难的自救互救等。本书可作为高职高专院校和中等职业学校的教材。

图书在版编目（CIP）数据

大学生卫生保健读本 / 欧汉生，李志良主编 . —3 版 . — 北京：化学工业出版社，2020.9（2021.10重印）
职业院校素质教育创新示范教材
ISBN 978-7-122-37639-8

Ⅰ.①大… Ⅱ.①欧…②李… Ⅲ.①大学生 - 卫生保健 - 职业教育 - 教材 Ⅳ.① R161

中国版本图书馆 CIP 数据核字（2020）第 160988 号

责任编辑：潘新文 　　　　　　　　　装帧设计：韩　飞
责任校对：宋　玮

出版发行：化学工业出版社（北京市东城区青年湖南街13号　邮政编码100011）
印　　装：三河市延风印装有限公司
710mm×1000mm　1/16　印张16¼　字数231千字
2021年10月北京第3版第2次印刷

购书咨询：010-64518888　　　　　　　　售后服务：010-64518899
网　　址：http://www.cip.com.cn
凡购买本书，如有缺损质量问题，本社销售中心负责调换。

定　价：42.00元　　　　　　　　　　　版权所有　违者必究

《大学生卫生保健读本》编委会

主　任　欧汉生　李志良

副主任　邓晓斌　孙俊丽　印罗观　杨阿明

编　委（按姓氏笔画排序）

　　　　　王生雨　韦庆昱　李东升　李志良

　　　　　刘　涛　孙海波　张雪华　陈保国

　　　　　周晓东　徐永红　蒋小燕　蒋文嵘

　　　　　谢　斌　窦苏明　潘玉琴　薛继红

序

"人人为健康，健康为人人"是世界卫生组织（WHO）的全球战略目标。健康是基本人权之一，是社会和经济发展的基础，是人类发展的中心。亘古及今，任何时代和民族无不把健康视为人生的第一需要。确实，健康是人的一种基本需要和权利，良好的健康是社会、经济和个人发展的重要资源，是人们达到高质量生活的一个基本保证。为达到这一全球目标，发达国家的政府和卫生部门领导已普遍认识到健康教育和健康促进手段，是当今社会预防和控制因不良的行为或生活方式所引起的慢性非传染性疾病的最有力手段，是一项投入最少、效益最高的活动，是降低国家巨额医疗费用的最有效措施。

近年来，全球性的健康促进活动蓬勃兴起，健康教育与健康促进的理论和实践突飞猛进地发展，健康教育与健康促进作为卫生保健的总体战略已得到全世界的关注，较完整的科学体系已逐步形成。世界卫生组织敦促各国政府根据本国的国情制定长期的健康政策，而政策中最重要的部分是健康教育和健康促进，故世界各国都加大力度培养健康教育和健康促进的专业人员。2009年国家颁布的医疗改革新方案中明确指出：加强健康促进与教育，医疗卫生机构及机关、学校、社区、企业等要大力开展健康教育，倡导健康文明的生活方式，利用广播、电视、网络、报刊等媒体，加强健康、医药卫生知识的传播，促进公众了解合理营养，提高广大人民群众的健康意识和自我保健能力。

常州工程职业技术学院欧汉生、李志良等老师以多年从事健康教育教学实践和对国内外先进理论精确把握，所编写的这本教材不仅具有与国际国内先进健康教育和健康促进理论接轨的特点，并具有特别适合大学生学习的创新性。健康教育是一门具有很强的实践性与社会性的学科，是一门研究以群体为基础，以健康为中心，为促进人们维护和改善自身健康、预防疾病、促进健康、全面提高生活质量的科学。随着医学模式的改变，通过学校、家长和学校所属社区内的所有成员的共同奋斗，可给学生提供完整的、积极的经验和知识结构，包括设置正式的和非正式的健康教育课程，创造安全健康的学校环境，提供合适的健康服务，让家庭和更广泛的社区参与，可以使广大学生的健康达到更高的水平。

医学博士
复旦大学健康教育系主任，教授
华东健康教育研究会会长
中国健康教育协会副会长

李枫

2020年5月2日

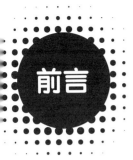

前言

　　《大学生卫生保健读本》2010年3月第一版出版，2013年8月第二版出版，本次在总结前两版使用的基础上，再次进行修订。修订稿着重对心理卫生、性与卫生、体育卫生、疾病预防这四章内容进行了调整或充实。在心理卫生这一章，为了与心理健康、就业指导等相关课程内容更加契合，更加凸显"卫生"的概念，更新了知识点，体现时代特点、中国特色，增加了心理知识拓展和科普心理学知识，增强了可读性。在性与卫生这一章，重点对性道德一节的内容进行了充实。在体育卫生这一章，在第三节增加了运动中的饮食卫生内容，第六节增加了运动环境卫生内容。在疾病预防这一章，考虑到非典和新冠肺炎等新发传染病，以及健康教育的需要，增加了传染病防治、非典和新冠肺炎的预防、大学生健康教育、大学生必备突发公共卫生事件应急知识等四节内容；将节序进行了调整；为应对当前高校艾滋病防治的严峻形势，进一步充实了艾滋病防治一节的内容；特别是在传染病防治和新冠肺炎预防的内容中，增加了"新中国传染病防治取得辉煌成就"的内容。

　　本次修订，编者一方面力图挖掘本课程的思政元素，注重与思政教育课同向同行。如在心理卫生章节中，凸出时代特点，中国特色。在性与卫生章节中，充实性道德内容；在疾病预防章节中，增加了新中国传染病防治成就、我国传染病防治的法制建设等内容，在"新冠肺炎"防控内容中，用"顺时叙事，以事见理"的描述，揭示出了"新冠肺炎疫情防控战役的启示"。一方面，让"党的领导和社会主义制度的优越性是中国特色社会主义事业取得一个又一个胜利的根本保障"这一结论跃然纸上；另一方面，在内容组织上，力求贴近大学生的实际、符合大学生的特点，如在"性与卫生""艾滋病"这些章节的编排上，内容更有针对性，阅读更具亲和力，教育更显有效性。这些，都是编者对课程思政所做的尝试。

　　本书由欧汉生、李志良主编，邓晓斌、孙俊丽、印罗观、杨阿明任副主编，徐永红、刘涛等参加了编写。全书由欧汉生、李志良统稿。

　　本次修订，孙俊丽老师主持了心理卫生的修订，印罗观老师主持了体育卫生的修订，邓晓斌老师和杨阿明老师共同主持了传染病防治的修订，在此，对他们的工作表示感谢。

欧汉生
2020年5月30日

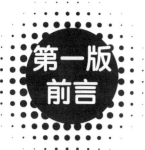

第一版前言

健康是人生第一财富,没有健康也就没有了一切。

在校大学生在进行专业知识的学习和提高实践能力的同时,学习必要的卫生保健知识,培养自己良好的卫生生活习惯,有助于预防和控制传染病及各种身心疾病在学校内的发生和流行,保障青年学生健康成长和学习的顺利进行,这不仅是学校行政管理部门的职责,也是每一个学生及其家长的殷切期望。

党和国家非常重视健康教育,1993年国家教委办公厅颁发了《大学生健康教育基本要求的通知》(教体厅〔1993〕1号),要求全国各高校积极开展健康教育。大学校园是培养现代高素质人才的摇篮。开展健康教育,促进学生健康成长,是全面实施素质教育的重要组成部分。我校历来都十分重视大学生健康教育,把它作为学校卫生工作的重中之重来抓。

学校健康教育的主要任务是把卫生科普知识传授给学生,使广大学生养成良好的行为生活方式和卫生习惯,提高健康水平,实现身体素质、心理素质双"丰收"。《大学生卫生保健读本》是一本健康教育的好教材,既具有一定的知识性,又具有很强的实用性,并能指导学生树立科学的卫生观,帮助他们掌握一些卫生防病知识,提高自我保健能力,从而保持身体健康。

进入21世纪以来,世界上各种传染病接踵而来,老的传染病死灰复燃,如肺结核、血吸虫病等;新的传染病不断出现,如非典、高致病性禽流感、传染性甲型H1N1流感等。这些传染性疾病虽然可怕,但可以预防。这就需要我们认真学习有关卫生知识。在此,我将《大学生卫生保健读本》一书推荐给在校的大学生,希望此书成为你大学阶段的良师益友。祝愿同学们身心健康,以健康的体魄和饱满的热情,完成大学学业,成为21世纪祖国建设的栋梁之材。

博士,硕士生导师,教授
常州工程职业技术学院院长

颜惠庚

2009年12月

第二版前言

《大学生卫生保健读本》一书于2010年3月出版,作为高校健康教育教材,受到广大在校大学生的喜爱,特别是更适合高职高专学生阅读。

学生们通过学习,能更多地掌握卫生科普常识,补充在中学期间学习的卫生保健知识的不足,增强自我保健意识,提高身体、心理素质,对圆满完成大学学业起到保证作用。

三年来教师们通过教学,认为该书还存在一些不足,为此,笔者对本书进行了认真修订,并补充了当前医学领域中的一些新知识、新观念,使该书内容更丰富、更实用,知识性更强。

编 者

2013年5月19日

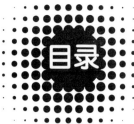

目录

第一章 健康与疾病　1
第一节　健康的概念　2
第二节　机体的防御与疾病的转归　4
第三节　21世纪健康新概念　6

第二章 日常生活卫生　17
第一节　个人卫生　18
第二节　饮食卫生　19
第三节　用眼卫生　21
第四节　生活环境卫生　25
第五节　用脑卫生　26
第六节　献血卫生　30
第七节　口腔卫生　32

第三章 心理卫生　36
第一节　什么是心理卫生　37
第二节　大学生成长特点　41
第三节　大学生心理健康的标准　45
第四节　大学生常见的心理困惑　50
第五节　大学生常见的心理问题　56
第六节　突发公共事件下的心理健康　62

第四章 性与卫生　68
第一节　大学生性心理特征　69

第二节　性心理的卫生与自我调节 …………………………… 71
　　第三节　性道德 …………………………………………………… 72
　　第四节　如何预防和应对性侵犯 ………………………………… 73
　　第五节　手淫与健康 ……………………………………………… 75
　　第六节　性传播疾病与防治 ……………………………………… 77

第五章　体育卫生　　83

　　第一节　体育锻炼与身体健康 …………………………………… 84
　　第二节　体育运动的自我保护 …………………………………… 87
　　第三节　各类体育运动的卫生要求 ……………………………… 90
　　第四节　不同季节课外体育锻炼的卫生要求 …………………… 95
　　第五节　常见运动性疾病及损伤的处理 ………………………… 97
　　第六节　运动环境卫生 …………………………………………… 104

第六章　饮食与营养　　106

　　第一节　营养素对人体的主要作用 ……………………………… 107
　　第二节　营养素缺乏与过剩 ……………………………………… 112
　　第三节　合理饮食和"膳食宝塔" ……………………………… 116
　　第四节．健康饮食忠告 …………………………………………… 120

第七章　用药知识　　125

　　第一节　安全用药 ………………………………………………… 126
　　第二节　怎样阅读说明书 ………………………………………… 129
　　第三节　常用药品的储存与保管 ………………………………… 132
　　第四节　常用药品及注意事项 …………………………………… 134
　　第五节　抗生素的使用原则 ……………………………………… 138

第八章　职业卫生　　139

　　第一节　职业性危害因素 ………………………………………… 140
　　第二节　职业病 …………………………………………………… 142
　　第三节　几种常见职业病的防治 ………………………………… 143

第九章　疾病预防　147

第一节　大学生的疾病特征 …………………………………… 148
第二节　传染病防治 …………………………………………… 150
第三节　呼吸道传染病的预防 ………………………………… 158
第四节　非典和新冠肺炎的预防 ……………………………… 162
第五节　肺结核病的预防 ……………………………………… 179
第六节　病毒性肝炎的预防 …………………………………… 181
第七节　肠道传染病的预防 …………………………………… 183
第八节　艾滋病的预防 ………………………………………… 184
第九节　常见病的预防 ………………………………………… 199
第十节　大学生健康教育 ……………………………………… 216
第十一节　大学生必备突发公共卫生事件应急知识 ………… 221

第十章　意外伤害与灾难的自救互救　227

第一节　昏厥 …………………………………………………… 228
第二节　外伤出血 ……………………………………………… 229
第三节　跌伤、扭伤 …………………………………………… 230
第四节　烧烫伤 ………………………………………………… 231
第五节　其他伤害 ……………………………………………… 233
第六节　突发灾难自救 ………………………………………… 235
第七节　心肺复苏术 …………………………………………… 244

附录　246

参考文献　247

编后语　248

第一章
健康与疾病

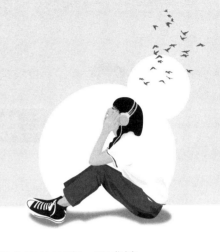

　　健康长寿是人类永恒的愿望,是人生与社会最宝贵的财富。追求健康与幸福也是人类一切社会活动的原始动力和终极目的,没有健康,一切等于零,生命也毫无意义。随着现代科学技术的不断进步,人民生活水平的不断提高,物质生活和精神生活的改善,大家都希望保持健康。人的财富概念原来是金钱第一,现在普遍认为是健康第一,知识第二,家庭第三,金钱排第四。21世纪需要道德、健康、智力全面发展的、竞争的、新的人才。世界卫生组织忠告全世界,要把权力、金钱、享受放到健康之后,21世纪人类最需要的就是健康,并明确提出来不能让那些没有接受健康教育,身体不健康的人当领导,当然这个健康是指身体、心理、道德的全面健康。在健康方面,可以说21世纪是自我保健为主的时期,因此,人们要不断学习,更新卫生保健知识,预防各种疾病的发生。

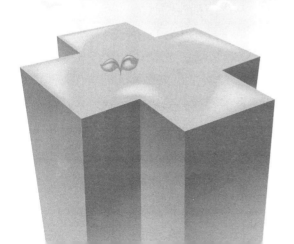

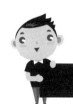

第一节 健康的概念

人们一提起健康则认为不生病就是健康,其实不然。世界卫生组织(WHO)对健康下的定义是:健康是指身体上、精神上和社会关系上的完美无缺的状态,而不仅仅是没有疾病。换句话说,健康不仅仅是机体没有缺陷和疾病,还应有健全的生理、心理状态和社会适应能力。

一、什么是疾病

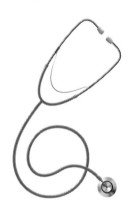

健康的对立面首先是疾病,疾病是影响健康的主要方面。疾病是机体在一定病因的损害作用下,因自身调节紊乱而发生的异常生命活动的过程。在自身调节紊乱的情况下,大多数患病的机体对病因所引起的损害发生一系列抗害反应,这种反应表现为疾病过程中各种复杂的机能、代谢和形态结构的异常变化,而这些变化又可使机体各器官系统之间及机体与外界环境之间的协调关系发生障碍,从而引起病人出现各种症状和体征。

二、什么是病因

任何疾病的发生都有一种致病因素,病因是指能引起某一疾病的某种特定因素。没有病因不会患病,但有病因存在也不一定所有的人都患病。例如,1985年中国肝炎大流行,当时北京科技大学校医院对全校所有从疫区返回的大学生进行了普查,查了1273人,其中患甲肝者仅5人,占0.40%;再如,每当春、秋、冬感冒流行时,虽然有一大批人患

豆腐配海带,常吃除病害。

第一章 健康与疾病

感冒,但总有一大部分人安然无恙,保持健康,从来没有发现一个班级百分之百的人全部感冒。又如1970年大连军医学校曾经有100多位学员都到同一所传染性肝炎病房实习一个多月,最后只有一位同学被感染了甲肝病毒。可见如果一个人抗病能力强,又有良好的卫生习惯,就不易患病,即使发病,症状也轻,康复也快。

下面分析一下致病的几种因素。

1. 生物性因素

指各种致病的生物,如细菌、病毒、支原体、真菌和各种寄生虫,以及个体的遗传因素。

2. 物理因素

各种暴力引起的机体创伤,如骨折、脱臼、震荡、机械性皮肤损伤,高温引起的烧烫伤或中暑,低温引起的冻疮,电流引起的电击甚至死亡,放射线引起的放射病,以及噪声、震动引起的损伤等。这些损伤都是由物理因素引发的。

3. 化学性因素

许多有机和无机的化学物质都具有毒性,可引起机体中毒或死亡。如氰化物小剂量即可致死,CO中毒可导致机体严重缺氧,许多药物使用不当可造成药物中毒或过敏反应。

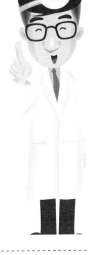

4. 营养性因素

营养过多和营养不够都有可能引起疾病。长期摄入过量高脂肪、高蛋白、高糖食物可引起冠心病、高血压、高血脂、糖尿病;长期营养不足可导致贫血、缺钙性肌痉挛、夜盲症、发育不良……

5. 遗传因素

遗传物质的改变可直接引起各种各样的遗传病。遗传病可分为两大类:一是基因病,包括单基因病,如白血病、血友病、夜盲、智能低下(白痴)和唇腭裂等;二是染色体病,如常见的先天睾丸发育不全、先天性卵巢发育

 人愿长寿安,要减夜来餐。

不全综合征等。遗传性疾病可以直接遗传给后代。

6. 先天性因素

先天性因素指那些能够损害正在发育的胎儿的有害因素，如孕妇患风疹可引起胎儿患先天性心脏病；孕妇服用镇静及抗癫痫、抗癌类药易引起胎儿畸形。

7. 免疫性因素

免疫系统的生理功能是防止感染、维持机体内环境的稳定和保证健康。但某些特异体质的人，其体内某种免疫反应过高则可引起过敏反应，如青霉素等药物过敏。相反，人体内免疫机制发生障碍导致的免疫力低下或缺陷（病毒感染、劳累过度、失眠等）也容易诱发疾病。

8. 心理社会环境因素

长期的忧虑悲伤、恐惧等不良情绪和强烈的精神创伤对某些疾病的发生起着一定的作用，如心律失常、消化性溃疡、月经不调、神经性头痛等。

按世界卫生组织的分类方法，心理社会环境因素可分为四大类：生活行为方式、环境因素、生物性因素、卫生保健服务因素。

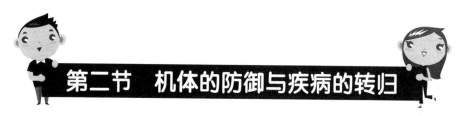

第二节　机体的防御与疾病的转归

一、机体的防御机能

人类在自然界生存不可能完全避免上述各种致病因素，甚至每时每刻都会接触有害的致病因素，如细菌、病毒。为了生存，人类体内总有一套办法来对付它们的侵入，这就是人体的防御机能，俗话说免疫力。人体的防御机能分为非特异性和特异性两大类。

1. 非特异性防御机能

非特异性防御机能又称先天性免疫，是母体遗传给后代的生来就有

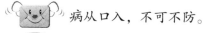

病从口入，不可不防。

第一章 健康与疾病

的，也是人体组织、细胞、器官最起码的防御功能。如健康的完整皮肤、黏膜和脑膜具有天然屏障作用；皮脂腺分泌的脂肪酸有阻止病原体侵入机体的功能，并能分泌一些抗菌物质；汗液中的乳酸有抑菌作用；唾液、泪液、鼻咽分泌物中的溶菌酸、胃液中的胃酸都有较强的杀菌作用；呼吸道黏膜细胞和其他吞噬细胞都具有杀灭或过滤病原体的作用。

2. 特异性防御机能

特异性防御机能又称获得性免疫，是机体在个体发育过程中接触某种物质（抗原）后的免疫力，包括体液免疫和细胞免疫两方面。其主要特点是其免疫作用有针对性。如流感疫苗只能预防某种感冒，对菌痢、肝炎等病无免疫作用。简单地说，细胞免疫指减毒繁殖后的病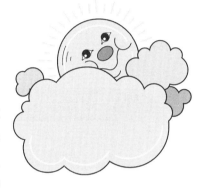原体接种人体后，产生对某种疾病的抗体，从而阻止疾病的发生。体液免疫指一种免疫蛋白直接在体液中发挥作用，抵抗或杀灭某种微生物，减轻或控制疾病的发生、发展。获得性免疫即指人们从出生以后通过注射各种防疫疫苗，产生一种特异性抗体，从而阻止疾病发生。医学界认为，凡注射疫苗的疾病都具有传染性强、危害大、难治愈、死亡率高的特点，如天花、麻疹、破伤风、肝炎、脊髓灰质炎等。针对乙肝来说目前无特效药，无法根治。乙肝的传染性很广，全国已有1亿人以上感染过乙肝病毒，这是一个可怕的数字，不得不引起人们的重视。预防乙肝最根本的措施就是打乙肝疫苗预防针，这样才能阻止感染。

二、疾病的转归

疾病的转归是疾病过程的最后阶段，其结果不是恢复健康就是死亡。

完全恢复健康是致病因素消失或不起作用，机体在机能代谢、结构方面的障碍完全消失，机体内环境的平衡和机体与周围环境间的平衡恢复正

 饮食卫生要记清，一熟二鲜三干净。

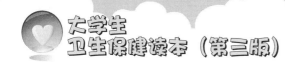

常,劳动力完全恢复。如感冒、肺炎、急性肾炎等急性病的转归大部分都是完全恢复健康。不完全恢复健康是病人虽然康复,但仍遗留一些结构障碍,如骨折遗留有骨痂,皮肤创伤后形成瘢痕挛缩等。

疾病的另一转归就是死亡,如:各种原因引起的心脏、肾等重要器官受损害而引起的大出血,如得不到及时有效的抢救就可引起死亡;癌症晚期医治无效导致的死亡等。

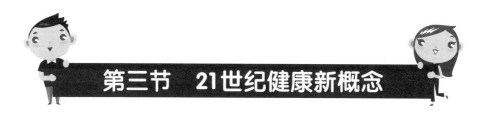

第三节 21世纪健康新概念

健康长寿是人类永恒的愿望,是人生与社会最宝贵的财富。追求健康与幸福也是人类一切社会活动的原始动力和终极目的,没有健康一切等于零,生命也毫无意义。

一、21世纪是长寿时代

联合国前秘书长安南在1999年国际老年启动年仪式上向全世界宣布:21世纪是长寿时代,这是历史的必然、社会的进步,是任何人也阻挡不了的。据预测,美国到2080年平均年龄可达97岁,女性平均100岁,男性平均94岁。现在很多人还是旧观念,人生七十古来稀。而今活了80岁、90岁的比比皆是,百岁老人也不算是稀罕事。根据目前科技发展,英国著名的生物学家巴封研究认为,随着生活质量的提高,人的寿命可以再延长一倍。他指出,哺乳动物的寿命一般为生长期的5～7倍,例如牛的生长期约6年,因此它的寿命就约为30～42年;而人类的生长期约20～25年,那么人类的自然寿命当然就为100～175岁。世界卫生组织1995年重新定义:20岁至44岁是年轻

 贪图凉快吃冷饭,吃后容易把病犯。

第一章　健康与疾病

人，45岁至59岁叫中年人，60岁至74岁叫年轻的老年人，75岁至89岁叫老年人，90岁以上的是长寿的老年人。中国著名健康教育专家洪绍光认为人的生命分两个春天：0～60岁为第一春天；61～120岁为第二春天。第一个春天是播种耕耘，辛勤劳作的春天，很辛苦；第二个春天是收获硕果，享受人生的春天，很幸福，因此说人生六十才开始。世界卫生组织提出了健康线，30岁以前是生命准备期，30～60岁是生命保护期，60岁以后是生命质量期，这是一生的总结，应该从青年开始就重视健康，懂得健康，让健康伴随你一生。

二、21世纪是人类追求健康的世纪

中国健康教育中心于2001年对927位群众进行问卷调查，询问他们认为人生、家庭、事业、健康哪个是第一，85.9%的人都回答"健康第一"。平时人们互相见面习惯问候语常说"你好"、"你好吗？"；书面信函开头也总是"您好"，结尾常遥祝身体健康。可见大家都希望健康。在国外发达国家，原来比肚子看你吃得好不好，后来比财富，你的钱怎么样，你的房子怎么样，你的汽车怎么样，现在比健康。在澳大利亚召开的世界老年会议上，人们的财富观念全部重新排列，原来是金钱第一，现在是健康第一，知识第二，家庭第三，金钱排第四。21世纪需要道德、健康、素质全面发展的、竞争的、新型的人才。世界卫生组织忠告全世界，要把权力、金钱、享受放到健康之后。21世纪人类最需要的就是健康，中国自2003年SARS之后，全国各地已出现了学习保健知识的热潮，出现了全民健身运动的热潮，出现了新生活的热潮。人民群众渴求健康。党的十六大会议提出把健康素质提到和道德素质、科学文化素质并列的地位，放到小康社会需要位置。没有健康就没有小康，尽管有些人现在还在追求生活享受，追求权力，追求名誉，但最终没有一人不追求健康，这是人的本能要求。健康是人类的第一财富，没有健康就没有一切。

　养生在动，养心在静，动静结合，养生之本。

三、21世纪应重视亚健康

亚健康就是指人的身体处于健康与疾病之间的状态，反映在机体生理功能低下，出现不固定的各种症状，但是各项检查又都不能提示有病。主要表现如不耐疲劳、腰酸背痛、失眠多梦、健忘、头晕、耳鸣、黄褐斑……，也就是很多人提到的慢性疲劳综合征。中国人口中仅15%属于健康，15%属于非健康，70%属于亚健康。亚健康人群主要集中在30岁到45岁间，人口超过9亿。调查显示，亚健康人群分布广泛，特别是在事业单位管理人员、科技工作者、记者等高发人群中，女性多于男性。《中国企业家》杂志披露，中国91%的企业家处于"过劳"状态，31%的人患有肠胃消化系统疾病，28%的人记忆力下降，26%的人失眠，23%的人有"三高"（高血压、高血脂、高血糖），21%的人吸烟和饮酒过量。近年来一些青少年由于家庭生活条件好，不注意平衡用膳，运动锻炼少，课业负担重，身体也出现亚健康状况。为什么会出现身体亚健康？综合分析其原因如下。

1. 运动缺乏

亚健康的人群中有近80%的人不爱运动，或者不经常进行运动，有的只是每周或每月才运动一次，部分人有近10年没有参加一次体育运动。在国内外的部分运动与智力的研究资料中发现，经常参加体育运动的人，思维速度明显优于运动缺乏者，经常运动有利于大脑思维细胞的休息，加快大脑的反应速度。当然，这里所说的运动，不是指高强度的运动，而是主张有氧运动，其运动量以本人的每分钟的心跳次数加年龄共为170次为标准。

2. 过度疲劳

因工作时间过长、工作强度过大而引起身体状态不好的现象比比皆是。特别是行政管理人员、科技人员、打工人员、个体户等，每天超强度工作或加班加点，体力和脑力往往得不到及时的休息和恢复，出现透支现象，因过度疲劳而引起身体亚健康状态。平时也常看到一些"过劳死"现

坚持锻炼，恬然寡欲，乐观豁达，忘私心慈。

象,这证明了过度疲劳确实影响了身体健康。

3. 暴饮暴食

饮食本来是人的正常行为,但暴饮暴食却会给身体带来许多问题,表现为形体肥胖、血脂升高、体力下降、记忆力减退、工作效率下降、性功能减退等亚健康状态,这些症状也是一些疾病的前兆,如冠心病、高血压、肥胖症、高脂血症、脑血管意外、脂肪肝、糖尿病等。

4. 精神紧张

工作的压力,收入的压力,发展的压力,生活的压力,竞争的压力等等各种压力,如果没有很好的排解办法,就会影响到身体健康。在这些问题上有些人就是想不开,非要与它们较劲,结果,身心的健康状态越来越差,出现精力不足、工作效率差、生活质量不高等亚健康状态,甚至诱发疾病。

5. 睡眠不足

健康来自睡眠,长期睡眠不足、失眠可以带来一系列的肌体损害,包括思考能力减退,警觉力与判断力下降,免疫功能低下,内分泌紊乱等。因为血液中T淋巴细胞和B淋巴细胞、吞噬细胞等免疫细胞均在睡眠中产生。洪绍光教授说:"睡眠8小时的人寿命最长,每少睡一个小时死亡率升高9%;少睡两小时死亡率升高18%。"现在城市当中,有一些人不是失眠引起睡眠不足,而是自己不好好睡觉,总是透支自己的体力和睡眠,经常熬夜,通宵打麻将、扑克,泡网吧等,这些是一些人身体出现亚健康状态的重要原因。

6. 滥用药物

常言道:"是药三分毒"。滥用药、乱用药既破坏自身的免疫调节功能,又增加身体对药物及微生物的抗药性,同时药物的毒副作用直接伤害身体。目前为止还没有哪一种药物可以绝对能够满足人体的全面需要,或起到彻底纠正病症的效应及提高人体各器官的功能;没有一种药物可以根治某一慢性疾病永不复发,特别是那些所谓的保健药、补药的滥用。任何一种保健品如果不是你身体需要的,都会对你的健康产生不利影响,甚至

 把自己当傻瓜,不懂就问,你会比别人懂得更多。

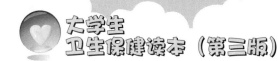

会导致某种疾病的发生。

7. 饮酒过度

饮酒过量不利于健康，比如对肝的毒性作用，引起大脑细胞提前坏死、前列腺疾病、智力减退、记忆力下降等。有些人对吃喝特别感兴趣，遇上聚会必谈吃喝，一上餐桌非得要个热闹，不管你喜不喜欢喝酒，会不会喝酒，反复敬酒、劝酒，有些人甚至是"逼酒"，似乎饮酒多者就对主办人亲热，感情深，饮酒热闹就是同志间、上下级的团结。平时经常能耳闻因饮酒过度过早死于肝硬化、肝癌的人，对人们是一个极大的教训。如果大家能够少喝一些酒，酒精引起的健康问题是可以避免的。

8. 有病不治

有些人自以为身体很好，不仅平时不爱惜身体，不注意科学生活，而且，在身体出现不适症状，甚至是明显的病理变化时，也死活不愿意去看医生。有些情况下，虽然经过自我调节，身体缓过来了，但长期这样做的结果，会使身体越来越差，精力越来越不好，稍不注意就会"大病一场"。×××长期患高血压病，他死活不肯吃药，才活了六十四岁就去世了。××学校的老校长×××从来不重视自己的身体，不到医院看病，临近退休时一查就患上了"肾功能衰竭"，退休半年不到就过世了，这些都是有病不治的结果。

9. 性乱不洁

性乱不洁不仅是道德败坏，生活腐化堕落的表现，而且容易引起性传播性疾病感染。性生活不规律、放纵会造成精神紧张、压力负担增大、心理变态等，会严重影响正常工作和生活，如果沉迷于此，更会严重透支身体健康。

上述亚健康的九大原因，也是造成疾病的诱因。现代社会生活节奏加快，工作强度增大，势必会使一些人处于亚健康状态。亚健康不是病或未完全形成病，它不能靠吃药打针或进补来解决，关键在于调整心态和建立科学的生活方式，通过自身的努力，就会很快走出亚健康状态，预防疾病的发生。

 即使是不成熟的尝试，也远胜于胎死腹中的策略。

第一章 健康与疾病

四、21世纪会吃会喝才健康

　　21世纪的人需要健康,人一生健康长寿的秘诀是什么?简单地说是"会吃"出来的。因为人每一天都必须吃饭,会吃才会健康长寿,不会吃就会影响健康。大量抽烟,大量喝酒,大量吃肉都会影响健康。喝醉一次酒等于得一次急性肝炎。肥胖大都是吃出来的,见到肉就垂涎三尺。日本的经济发展最快,多年来日本是健康长寿的国家,平均寿命81.9岁,连续成为世界第一长寿的国家。日本人特别注重营养,日本人喜欢吃鱼,平均每人每年吃鱼一百公斤以上。吃鱼的民族最聪明、最健康,鱼肉含不饱和脂肪酸,可防止血管硬化,减少心脑血管病。中国人最爱吃猪肉、牛肉、羊肉,有些人甚至无荤不吃饭,吃肉过多,脂肪过多以后身体就会出问题,脂肪多了消耗不了,在血管里沉积,在皮肤及其他器官里堆积,势必引起肥胖及心血管疾病。而吃什么好呢?豆制品。豆制品是21世纪最好的食品,是抗衰老、抗癌的。俗话说,要健康喝豆浆,要长寿吃大豆。调查发现,日本人吃豆制品是美国人的三十倍,前列腺癌仅是美国的三十分之一到五十分之一。天津乳腺癌比北京少,就是因为天津人早餐常是豆腐脑、豆浆。日本还喜欢吃海产品,如海虾、海参、紫菜、海带,胆固醇是零。日本大学生、小学生、幼儿园学生没有肥胖的,不像中国孩子很多不是干瘪枣子就是小胖墩。21世纪提倡多吃素,少吃荤,要求人们在饮食方面关注环保食品,绿色食品,品种上要多而杂,餐桌上要少量多餐,提倡人们吃零食,吃零食还可以减肥。人体内所含的物质有60多种,概括起来包括蛋白质、脂肪、碳水化合物、水、微量元素、维生素等,其中微量元素(铁、锰、氧、铬、锌、铜、硒)达38种,大多分布在各种蔬菜、水果、豆类中。素食中很少含饱和脂肪,虽味道淡些,但能保证机体各种营养物质的需求。素食中大多含不饱和脂肪酸,它能分解体内坏胆固醇(低密度胆固醇)。另外,素食中含有一定量的抗氧化剂,能抵制癌细胞生长。素食中蛋白质含量虽少一些,但是体内的营养物质会互相转化利用,不至于造成营养不良。其次,吃要有

 最糟糕的不是输的人,而是一开始就不想赢的人。

度，禁暴饮暴食，长期过饱会造成营养过剩，诱发高血压、脂肪肝、糖尿病。长期饱食又易使大脑早衰，使人脑中的纤维芽细胞大量增加，而纤维芽细胞是动脉硬化元凶。相反，人体细胞在相对饥饿的情况下显得十分活跃。所以从事科学研究、写作、高考等人群一定不要吃得饱。另外，细胞在相对饥饿的情况下，还会趁机把体内的一些有害毒素排出，这反而有利健康。所以要想身体好，平时吃八分饱，到了中年以后，吃饭要像"羊吃草"。还有一个需要研讨的问题，水果到底何时吃为好，旧的观念把水果作为零食或餐后食用，这是因为过去贫穷，落后，买不起，吃不起；如今生活发达，市场繁荣，物质丰富，生活水平提高了，水果价廉物美到处都是，一年四季都能吃到新鲜的各种水果。水果营养物质高出一般蔬菜，水果可作为一日三餐餐中之物。食用水果要科学，简单地说，先洗净，然后去皮或不去皮放入淡盐水中浸泡10分钟，即消毒处理后，取出切块或原形装盘食用，如草莓、苹果、梨、橘子、葡萄、荔枝、番茄、桃子等。

会吃并不是说什么都吃，有些食品注意尽量少吃或不吃，如腌制品，烧烤品，过多加入色素、添加剂制作的食品，颜色特别鲜艳的催熟蔬菜，这些食品西方人称为垃圾食品。德国《焦点》杂志最近公布了对人类健康最有益的十大食品，常吃可以增强体质，甚至延年益寿，它们是：苹果、鱼、大蒜、胡萝卜、辣椒、香蕉、绿茶、草莓、大豆、牛奶。

五、21世纪心理健康最重要

健康包括身体健康及心理健康。身体健康就是器官健康、功能健全，能抵抗一般的疾病；心理健康就是个人和群众社会、家庭成员和任何环境都能和谐相处。有些人很容易生气，很多人是气死的，不是老死的，气出心脏病，气得胃病复发，气得血压升高，血管出血。还有的人心态不平衡，缺乏道德修养，贪财、贪色、贪荣誉地位。有人一夜暴富由穷人变成富人，由富人变成狂人，由狂人变成罪人，人狂有祸。所

 生活累，一半源于生存，一半源于攀比。

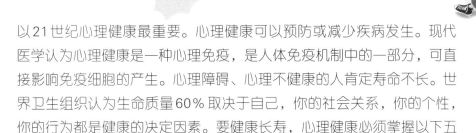

第一章 健康与疾病

以21世纪心理健康最重要。心理健康可以预防或减少疾病发生。现代医学认为心理健康是一种心理免疫,是人体免疫机制中的一部分,可直接影响免疫细胞的产生。心理障碍、心理不健康的人肯定寿命不长。世界卫生组织认为生命质量60%取决于自己,你的社会关系,你的个性,你的行为都是健康的决定因素。要健康长寿,心理健康必须掌握以下五把钥匙。

(1)与人为善。善恶言行能够影响一个人寿命的长短。研究发现,一个乐于助人、和他人相处融洽的人,预期寿命显著延长。相反,心怀恶意,损人利己,和他人相处不融洽的人,死亡率比正常人高出1.5倍。为什么善恶会影响寿命呢?从心理角度来看,乐于助人常常行善的人,可以得到人们对他的友爱和感激之情,从中获得的内心温暖缓解了他们日常生活中常有的焦虑。现代医学研究发现行善的人免疫球蛋白的数量比不行善的人明显增加,这种抗体的功能可以防止呼吸道感染。相反,一个心怀恶意,损人利己,对他人有敌意,和他人不融洽的人,心脏冠状动脉堵塞的程度明显增大。视邻人为敌,往往一触即发,暴跳如雷,这时血压会骤升,甚至酿成任何药物都难以治愈的高血压。所以一个人要想长寿首先要做个好人,多行善事,不做恶事,才能与周围群众相处融洽,才能得到别人的赞赏,从而使自己终生处于良性心理状态,才能赢得健康长寿。

(2)笑对人生。俗话说:"愁一愁,白了头""笑一笑,十年少"。要保持一种乐观的情绪,健康的心理才能够延年益寿。笑对人生有益身心,要善于自我调节,要知足常乐,生活中没有绝对合理的事,不要想不通,要想得开。对周围的人和事,甚至对自己,对家庭子女,不要期望值过高;不要攀比;穷就穷过,富就富过,有什么条件做什么事;忘掉不快和忧愁之事,平平淡淡过日子;对往事要想得开;对名利、地位、金钱看淡一些,这些生不带来死不带去。要有处变不惊,遇事不怒的心态。笑对人生,笑口常开是治病的"良方",更是消愁的"良药"。

(3)和睦相处。同志之间、家庭成员之间、亲戚朋友之间都要和睦

同样的一件事,我们可以去安慰别人,却说服不了自己。

相处，要大事讲原则，小事讲风格，宽宏大量，不斤斤计较；特别是对一些不顺心，不顺眼的事，要看得惯，想得通，忍得住，不要心无宁日牢骚满腹。生活中遇到不愉快或矛盾纠纷的事端，要学会"冷处理"，冷静地调整，面对各种复杂的变化从容不迫，处逆境而不乱，受打击而不惊，化险为夷，转忧为喜。生活中的每一个人总避免不了失误、缺陷，在人与人之间要将心比心，不能一味地去指责他人的欠缺而忘了自己其实也不够完美。以谅解、宽容、信任、友爱等积极态度与人相处，会得到快乐的情绪体验。

（4）学会舍弃。现代社会充满了诱惑，什么都要选择，更需要在选择中学会舍弃。什么都不愿意舍弃的人其结果必然是对生命的最大舍弃。金无足赤，人无完人。追求完美没有错，但绝对的完美是一个求不尽的"圆周率"。知识是学不完的，钱是赚不尽的，权力是不封顶的，而生命却都是有限的，因此追求完美只能是见好就收，适可而止。面对个人的事业和理想，要从实际出发，量力而行，不要过分苛刻自己，学会舍弃，抛弃杂念，使人更聪明。舍弃享受本身就是一种美。另外，人生要克制私欲、财欲、官欲、性欲、玩欲，这对健康长寿很重要。

（5）学会遗忘。人生不可能一帆风顺，总会有不顺心的、不愉快的事。遭受挫折、打击，受了委屈，甚至遭遇天灾人祸的事都难以避免，既然发生了，就要正确对待，对养生保健是有积极的意义。

首先，忘掉年龄，保持旺盛的活力。有人刚过花甲之年，就不断暗示自己老了，这种消极心理是健康长寿的大敌。有人说："人不思老，老将不至"是有道理的。

第二，忘掉怨恨，宽容对事对人。一个人种下怨恨的种子就想报复，甚至千方百计琢磨报复的方法、时机，使人一生不得安宁，忘掉怨恨，心平气和待人，放下了包袱，对健康大有裨益。

第三，忘掉忧愁。现在医学认为忧愁是抑郁症的主要根源。一生多愁善感会导致多种疾病缠身，最终让病魔夺去生命。

第四，忘掉悔恨，过去的已过去，凡是使人后悔的事都随着岁月流逝

 生命的成长，不光需要吃饭，还需要吃苦及吃亏。

第一章 健康与疾病

成为历史。应该提得起，放得下。总是想追悔莫及的事情，日久只会伤人伤神，不利于健康长寿。

第五，忘掉疾病，减轻精神压力。人得了病总担心疾病夺去生命，精神专注于病，这样会使免疫力下降，反而使疾病加重，加速死亡。医学史上常遇到某些患重病或疑难杂症的人，由于精神上放松，泰然处之，不药而愈。临床上曾有一位肝硬化晚期病人，是抗美援朝回来的军人，年龄才三十多岁，住院后医生检查发现病情垂危，长期住在危重病房。20世纪70年代早期，中国医疗界还不能进行肝脏移植手术，在无特效药可治的情况下，医生唯一的处方是"选食"。病人对自己的病情一目了然，对死亡毫不惧怕，他靠精神支撑及饮食营养疗法战胜了被判处死刑的疾病，最后还康复出院。

第六，忘掉名利。名利是人们一生追逐的，必须正确对待。只有忘掉名利，知足常乐，做个乐天派，才会使人健康长寿。名利是时代、环境、机遇造成的，不是永恒的，不能看得太重。名利受到多方面的约束，要实事求是地看待名利。

21世纪是自我保健为主的时期，要不断学习，更新保健知识，学会科学生活，具体要做到以下4点。

（1）积极锻炼身体是保证健康的首要途径。坚持参加适合自己的运动，平时多走路，少乘车，多骑自行车，少坐汽车，多爬楼梯，少乘电梯。锻炼可从做家务开始，如打扫卫生、洗衣做饭、提水浇花、步行上街买菜等等。运动时血液流通，筋骨活络，消耗多余脂肪；运动后吃得香，睡得着；运动消除烦恼、忧愁，增乐趣；运动者常常小病不药自愈；运动者能适应酷暑及严寒。

（2）膳食合理是保障身体健康的基础。饮食不要太讲究，粗茶淡饭即可，油腻食品少吃点，进入老年后改变饮食结构，以素为主。

（3）科学生活改变不良生活习惯，注意个人卫生、家庭卫生、饮食卫生，少喝酒，少抽烟或不抽烟。保证每日睡眠时间，早睡早起，忌熬夜，忌娱乐过度。

 人生就像一张烙饼，得翻够了回合，才能成熟。

（4）要过健康、和谐美满的生活。行为是保持健康的关键。人在世要多做善事，多积德。在事业上、工作中要有吃苦、吃力、吃亏的思想意识。这样在利益分配上才能保持平衡心态，万事不能贪。同志之间要和平相处，要学点做人的道理。"憎恨别人对自己是一种很大的损失"；"多一分心力去注意别人，就少一分心力反省自己"；要善待他人，宽容别人，这对身心健康会有极大的帮助。

世上只有想不通的人，没有想不通的路。

第二章
日常生活卫生

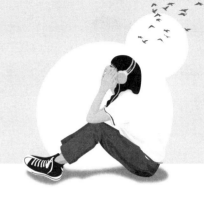

卫生习惯影响着一个人的身体健康，不良生活习惯、生活行为会导致疾病发生。大学生入学前生活上都由家长安排，照顾得很周到，达到无微不至。进入学校后，离开了父母亲友，过着学校的集体生活，生活上衣食住行都要自理。在校三年时间里，科学安排生活，纠正克服不良生活行为，养成良好的卫生习惯，这一点非常重要。倘若个人不注意自我保护，不学点卫生防病知识，不重视疾病预防，常常容易感染各种疾病及带来不必要的意外伤害，给个人造成身体上、经济上、学业上的重大损失。本章节着重讲述学生在校期间应注意的个人卫生、饮食卫生、环境卫生、用脑卫生等问题。

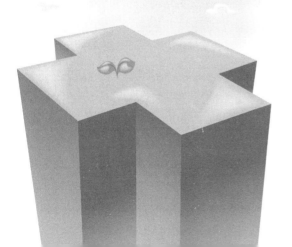

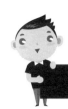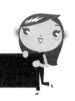

第一节 个人卫生

个人卫生代表着一个人的文化素养、仪容仪表及健康的一个方面，保持个人卫生平时需注意以下几点。

（1）不吸烟。防止烟草中的有毒有害物质对自己和他人健康造成损害。

（2）不酗酒。防止过量酒精对大脑、肝脏、心脏以及消化道等造成严重的损害。

（3）勤洗手，尤其是在进食前后和便后洗手。每日要洗脸、洗脚。

（4）经常洗澡。根据季节、活动量的大小安排洗澡，出汗后要及时洗澡。一般情况下，春、秋每隔3～7天洗一次澡；夏季每天洗澡；冬季每周或每两周洗一次澡。

（5）勤换衣、勤洗衣被、勤晾晒。个人着装应保持整洁，被褥要经常晾晒。换下的衣被要及时清洗，尤其是鞋袜必须每天洗换，这样既可以防治脚气病，也有利于保持清洁的环境，防治细菌的滋生。大学生更应养成及时换洗衣被的良好习惯。

（6）不留长发，不染发，不留长指甲、胡须。长发、长指甲、胡须等容易滋生细菌。染发容易引起皮肤不适，严重的还会引发皮肤疾病。

（7）个人生活用品要专用。平时要养成不和他人共用、混用个人生活用品的习惯，避免疾病传播。个人用品使用后应及时洗净、晾干，并放置在干净、通风、无污染的环境之中，如脸盆、脚盆、毛巾、牙刷等物。

（8）养成每日洁肛的习惯。每日睡前清洗阴部及肛门（有条件的最好在便后及时清洗），这对预防痔疮及肛门、生殖器官疾病大有益处。

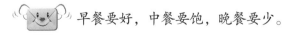

早餐要好，中餐要饱，晚餐要少。

第二章 日常生活卫生

（9）注意公共卫生。做到不随地吐痰，不乱扔废纸、果皮；不随地大小便；不在公共场所喧闹；不要面对他人打喷嚏、咳嗽、挖鼻、掏耳等。

（10）生活有规律。严格遵守学校作息时间，合理安排学习、工作、业余活动。睡眠充足，每天保证8小时睡眠时间。

（11）主动学习卫生知识。接受广播、电视、报刊以及电脑网络等传播的卫生科学知识，积极参与学校组织的各种健康教育活动，不断提高自我保健能力。

（12）及时接种有关疫苗。有些疫苗是一次接种终身免疫，而有些疫苗需定期接种。因此，要根据医嘱，积极主动按时接种有关疾病的预防疫苗，以有效地预防相应的传染病。

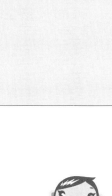

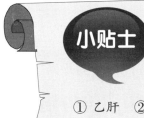

小贴士

在校大学生需注射哪些疫苗？

① 乙肝　② 甲肝　③ 麻风腮　④ 水痘　⑤ 流感

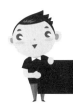

第二节　饮食卫生

饮食卫生在健康中至关重要。"病从口入"就是指许多毛病都是由

 一目十行学不到真知，囫囵吞枣得不到营养。

不良的饮食习惯造成的,许多肠道病尤其如此。因吃了不洁、腐败变质、细菌污染后的食物后引起的急性胃肠炎、食物中毒,或因暴饮暴食引起的肠道病,一年四季都有发生。

所以,每个学生一定要提高警惕,注意饮食卫生,养成良好的饮食习惯,具体要做到以下几点。

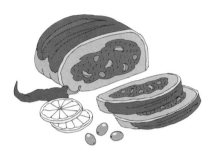

(1)不暴饮暴食。大学生已是成人,会时常参加聚餐、宴请等活动,此时用餐要节制,不劝酒、不劝饮,不暴食,对于酒精过敏者应忌酒。

(2)不随意到校外小摊上购买食品。不到简陋、无卫生设施(防尘、防蝇、流水洗碗、消毒)的店摊上就餐。

(3)不购买不洁、腐败、变质等熟食品,尤其是凉菜。慎用含色素浓厚的食品(如卤菜、糖葫芦等);不购买无包装的直接入口的食品。

(4)不贪便宜。不购买质差、价低、变质的食品。

(5)不喝生水,要喝开水、纯净水。防止经水传播的肠道传染病的发生。

(6)生吃瓜果要洗净,或去皮或经盐水浸泡消毒后方再食用。表面色泽特别鲜艳,超出正常范围的水果,往往是使用催熟剂催熟的,因此尽量不食用。

(7)食堂进餐应坚持热饮,夏季也应少吃冷饮、冷食。饭后切忌立即喝酸奶、可乐、雪碧等冷饮。

(8)食用剩饭剩菜应充分加热处理,尽量少吃或不吃剩饭菜。

(9)零食应有度。可在正餐之外适当增添辅食,避免以零食为主。

(10)注意饮食平衡、不偏食。除对某种食品过敏外,任何食物都要适量选用。

 七分饱就足,十成饱伤人。

第二章 日常生活卫生

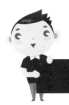

第三节 用眼卫生

眼睛是人体的视觉器官,是人类认识世界的重要通道,大脑接受的外界信息有90%是来自视觉。因此,保护视力无论对学习、工作或生活都具有重要意义。

目前,大学生的视力状况并不理想,有关研究发现,入学时视力不良者占40%～60%,进校以后,视力仍有继续下降的趋势,至毕业时,视力不良者可达60%～80%。

大学生视力不良以近视最多,在视觉中又以一般近视为主,高度近视(矫正镜片大于600°)只占5%左右。

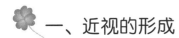 一、近视的形成

1. 眼的屈光系统

眼球略呈球形,其前后直径约为24mm。眼球包括眼球壁和眼内容两部分。眼球壁由外层、中层、内层组成;眼内容包括房水、晶状体和玻璃体三部分,连同角膜构成了眼的屈光系统。其中任何部分发生异常都会影响视力。但在屈光系统中最主要的可调节部分是晶状体。晶状体为双凸状的弹性透明体,位于虹膜和玻璃体之间。晶状体外包晶状体囊,它借睫状小带与睫状体连接,睫状体中有睫状肌,可调节睫状小带的紧张与松弛,从而影响晶状体表面凸度的变化。

2. 眼的屈光调节

正常眼睛(正视眼)看5m外的物体时,物点发出的平行光束经屈光系统聚焦,恰好成像于视网膜上,形成清晰之物像;当看5m内的物体时,由于物点发出的光束是散射的,如不经调节,则成像将落在视网

 要想康健,重视早饭。

膜后,这时在视网膜上呈现模糊的物像。因此,看近物时,睫状肌将收缩,睫状体向晶状体接近,睫状小带松弛,晶状体依靠自身的弹性增加表面的凸度,使焦点前移,物像落到视网膜上,从而形成清晰的物像;反之,看远处时,睫状肌松弛回缩,睫状小带拉紧晶状体包膜,使晶状体凸度变小。

3. 近视的类型

近视的形成主要同晶状体的凸度和眼轴的长度变化有关。视近物时,睫状肌需收缩以增加晶状体的凸度,方能在视网膜上形成清晰的物像。若长期从事视近物作业,可使睫状肌痉挛,当看远物时,晶状体不能恢复原来的形状,于是视物不清,这就是调节性近视。这种近视是可逆的,或叫假性近视、功能性近视。若能注意用眼卫生,减少近视作业时间,使睫状肌得到充分休息,或通过按摩、药物缓解睫状肌痉挛,视力仍可恢复正常。但若不加注意,睫状肌便会由于痉挛而僵硬,失去对晶状体的调节作用,凸度增大的晶状体不能恢复正常,这时便形成屈光性近视,这是不可逆的,只能佩戴凹透镜来矫正。

视力不良可分轻、中、重度,根据矫正镜片的度数,近视也可分为三级:轻度近视＜300°(＜-3D),中度近视300°～600°(-3D～-6D),重度近视＞600°(＞-6D)。

4. 近视的原因

高度近视同遗传有关,但这只占近视总人数的5%左右,其余95%的近视为后天形成的。后天因素中又分个体因素与环境因素。个体因素中最重要的是用眼习惯不良,如经常持续视近作业,躺着看书或在颠簸的车、船上看书,在过强或过弱的光线下看书等。此外缺少体育锻炼(特别是缺少户外活动)、营养不良、发育不良都易促进近视的形成。环境因素则主要同学习、作业场所的采光照明有关。再如课桌椅的高度同使用者的高度是否匹配也会影响读写的姿势,因而也会影响视力。在现代社会中,手机、电视、电脑、电子游戏机比较普及,若不注意节制,也可导致视力下降。

 吃得慌,咽得慌,既伤胃口又伤肠。

第二章 日常生活卫生

二、近视的预防

1. 建立良好的用眼卫生习惯

读书、写字要保持端正的姿势，使眼和书的距离保持在30～35cm，不要躺在床上看书或玩手机，也不要在摇晃不定的车船上看书，看电视、看手机时间不要太长，眼与电视荧屏的距离应为屏幕对角线的5～7倍。

2. 合理安排课程作业和活动

不要连续读写时间太长，提倡"课间离教室，两眼向远望"，连续视近作业1h要略为休息片刻。每天要有充分的休息，并积极参加户外活动。

注意作业环境的采光照明条件，光线过强、过弱的场所均不适宜看书、写作，也不要在闪烁不定的灯光下读写。

3. 坚持做好眼保健操或眼睛按摩

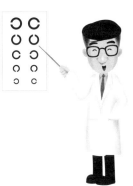

眼保健操是根据祖国医学推拿、经络理论，结合体育医疗综合而成的按摩法。它通过对眼部周围穴位的按摩，使眼内气血通畅，改善神经营养，以达到消除睫状肌紧张或痉挛的目的。实践表明，眼保健操同用眼卫生相结合，可以控制近视眼的新发病例，起到保护视力防治近视的作用。

4. 注意营养，保持平衡膳食

足够的营养有利于生长发育，有利于增强体质，也有利于保护视力。切忌偏食、挑食。医学界发现，过多吃甜食或饮食中缺钙，都可能影响眼球的生长发育，有可能同近视的形成有关。

三、近视的矫治

目前矫治近视眼的首选方法是佩戴适当的凹透镜。配镜前先要进行科学的验光。要防止过度矫正，一般使视力达到对数视力表的4.9～5.0（国际标准视力表0.8～1.0）即可。其次要选择质量良好的镜片，即质地纯净、无气泡或杂质的镜片。还要根据自己的脸型和审美要求选择合

 祸从口出，病由心生。

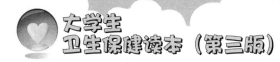

适的镜架。切莫贪图方便或廉价，随便在一般眼镜店（摊）购买现成的眼镜，因为现成的眼镜不仅屈光度未必与自己的眼睛相匹配，而且两眼的瞳距也不能符合实际需要，戴用这种不符合要求的眼镜，不仅于事无补，还可能损害视力，切不要掉以轻心。

近年来，许多年轻人都喜欢佩戴接触镜（隐形眼镜），接触镜是一种贴附于角膜表面的镜片，适用于双眼屈光参差过大，有不规则散光或高度近视的眼睛。但是，配接触镜对镜片的质量要求较高，而且使用过程中要严格消毒，否则很容易导致感染、损伤角膜。初期戴用接触镜后可有眼睛怕光、流泪等角膜刺激症状，但不太严重，经一周左右即可适应；但若持续有这些症状，而且眼睛明显充血、不适，或在戴镜过程中出现上述症状，就应立即停用，并请医生诊治。

另外，近年来还有应用角膜手术矫正近视（激光治疗），即通过手术改变角膜的曲率以矫正屈光异常，这是一种创伤性矫治方法，远期效果如何，还有待观察。

其他还有针灸、按摩、滴眼药水等方法，这些对矫治调节性近视有些效果，但多近期有效，若不辅之以行为矫正，则远期效果多不满意。

在预防和治疗近视眼和假性近视眼上，国内外理念有差距。国内注重让疲劳的眼睛休息，国外注重让眼球动起来，生命在于运动，眼球也要不停地上下左右多运动，所以多打乒乓球、羽毛球有预防和治疗近视眼的作用。

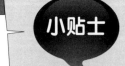

使用电脑的卫生保健知识

1. 每工作1小时休息10分钟，连续工作不应超过3小时，一天总量原则上不能超过6小时。

2. 注意做眼保健操，多做转颈、扩胸、后仰、上举等动作。

 吃饭八分饱，医生不用找。

第二章　日常生活卫生

3. 坐姿应规范，适时改变坐姿。
4. 选用合格的视力保护屏。
5. 室内通风，放置盆栽绿色植物。
6. 长时间操作时，每小时应喝适量白开水，操作完毕后及时洗脸。
7. 不能废寝忘食地上网，不能依赖网络而使心理健康水平下降。

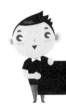

第四节　生活环境卫生

环境污染也是造成人体疾病发生的一个方面。良好舒适的卫生环境对身体健康尤为重要。学校的生活环境需要靠广大师生共同维护、保持，作为一个在校大学生必须遵守以下几个方面。

（1）不随地、随处乱扔垃圾，不随地大小便、随地晾晒衣被、随意停放车辆，要爱护树木、花草。

（2）寝室始终保持整洁，坚持每日一清扫，每周一大扫，随时清除垃圾废物。个人物品堆放有序，并按规定摆放。个人的生活用品，如鞋袜要随换随洗，不能长久堆放在集体宿舍内污染空气。

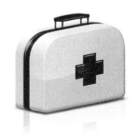

（3）寝室内一定要保持空气流通，白天开窗，夜间关窗，形成习惯。根据气温高低开启电扇或空调。

（4）寝室内不能有高分贝的音响声及强光，以免影响其他同学学习、休息，更不能在宿舍内大声喧哗。

　话莫不想就说，饭莫不嚼就吞。

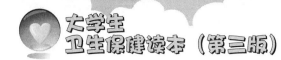

（5）教室应保持地面整洁，坚持天天清扫、通风，空调房室内外温差不要过大，进出注意增减衣服。

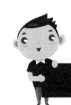

第五节　用脑卫生

一、科学用脑

按照大脑的生理要求，注意保持良好的营养、睡眠和情绪，学会正确的思维和学习方法，注意劳逸结合等，以保证大脑健康，有效地工作。学习是一种极其繁重的脑力劳动，其剧烈程度丝毫不亚于体力劳动。人的大脑虽然仅占全身重量的2%～3%，在安静状态下消耗的氧气却占全身耗氧量的20%，比肌肉组织的正常耗氧量高15～20倍；血流量也占心脏全部输出血量的1/5。学习时，大脑处于高度紧张兴奋状态，需要大量新鲜血液以提供足够的营养，因而会导致心跳加快、血压升高等一系列生理变化。学习会消耗神经细胞的大量能量，如果不会合理地安排学习，学习无节制，长时间紧张而强烈的脑力劳动会使大脑产生异常的兴奋和抑制，极大地降低人的体力和脑子的工作效率。

二、发挥大脑的潜能

人的大脑皮层有1.3～4.5mm厚，大约由140亿个神经细胞组成。每个神经细胞可以接受数以千计的信息，整个大脑功能相当于1015个电子计算机，可以储存1000万亿个信息单位，这个信息量相当于藏书1000万册的美国国会图书馆的50倍。这就是说，每个人的大脑能容纳5亿本书的知识量。

吃药不宜用茶水，饭后不宜喝浓茶。

第二章 日常生活卫生

人脑分为左右两个半球。右半球支配人体左侧器官的活动，左半球支配人体右侧器官的活动。在学习活动中，大脑两半球的功能是不同的。对一般人来说，大脑右半球是表象存储系统，专门用来记录音乐、绘画、运动等形象信息；大脑左半球是字词存储系统，专门用来记录概念、定义等语言信息。一个人在读书、听讲、演算习题时，主要是用左半球进行学习活动。对于那些只是一味埋头读书、做习题，从不进行体育锻炼和音乐欣赏的同学，他们仅仅用了半个大脑，另外半个大脑被闲置了，这是大脑潜能的浪费。因此，平时要善于开发右脑功能。如利用艺术手段开发右脑可以每天听听音乐、熟悉音乐语言；也可以边听音乐边画画；还可以随着音乐即兴起舞；还可以操作乐器弹奏乐曲；利用左侧肢体的运动开发右脑功能，如有意识地用左手拿剪刀、切菜、打乒乓球、写字、画画、握提东西、踢足球等等。经过训练，用左右手交替从事活动，对大脑机能的平衡、协调，对右脑功能的开发利用是非常有好处的。

三、把握合理的用脑时间

有关学者曾多次对人脑进行测试，发现了两种现象：上午8时大脑具有严谨、周密的思考能力，而下午2时思考能力最敏捷，但推理能力在白天12小时内是逐渐减弱的；另一种现象是，上午10时前后，性格内向者的注意力最集中，记忆力处于高潮期；下午7时前后，性格外向者的分析能力和创造能力最旺盛。根据这一发现，人们可以在自由支配的时间内，上午进行逻辑推理较强的数理化学习，下午做思考性较强的作业，晚上背诵语文或外语，也可预习复习功课。

同时，还要了解大脑的记忆规律。一般来说，人的一天中有4个用脑高效时间。清晨6～7时，比较适宜记忆一些难记的知识，比如数学上的定律、公式，历史事件的时间、地点，地理名称等。上午8～10时，适于记忆理解性的知识，也是攻克难题的好时机。傍晚6～8时，

粗粮杂粮营养全，身体健康又省钱。

记忆力最强,最好利用这段时间回顾复习全天学过的各科知识,可以加深印象。睡前1~2小时对接收到的信息印象相对较深刻,如果复习一下比较难记的东西,比如英语单词就不容易遗忘。

另外,研究发现,人体在饥饿状态时,思维特别敏捷,词汇丰富,善于思考高难、深奥及决策性问题,这主要是大脑中枢神经兴奋性提高,自我调控及代偿作用所致。一般在上午11时、下午5时、晚间11时三个时间段,可以搞些创作,起草文书、工作学习计划等。反之,人体在饭后大脑皮层中枢血流量减少,兴奋性降低,全身血流集中在胃肠消化器官,人体常出现嗜睡、疲乏现象,此时应以短暂休息为主,不适宜看书、学习运动等。

四、勤用脑

一个人对他的大脑使用来说,其潜在能力可以说是无限的,脑不是越用越衰,而是越用越灵。为了保护大脑,就应该多用脑,勤记忆,勤思考。从大脑的发展趋势看,随着年龄的增长,机械记忆的效果虽然逐渐降低,但有意记忆和意义记忆能力却在增长。大脑只有在学习知识,获得信息的过程中才会不断发育、生长,长期不用就会退化。学习不但不会伤害大脑,反而是促进大脑健康发育的营养剂,而经常懒于学习和思考,则会使大脑逐渐出现退行性萎缩。

五、保护大脑

大脑是最娇嫩脆弱的组织,它对缺氧、低血糖、血压降低等都很敏感。脑对缺血的最大耐受时限很短,在缺血后能完全恢复的上限为6分钟。当然,耐受性的个体差异也很大,也有在循环停止1小时后仍可恢复正常的。大脑也是容易疲劳的组织。大脑还比较容易受某些有毒物质的损害,例如铅、汞、汽油、砷、铝、硫化氢、一氧化碳等均可损害脑功能,烟酒也有损于脑。

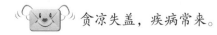
贪凉失盖,疾病常来。

第二章 日常生活卫生

脑功能状态还与外界环境的物理因素有关。例如，强烈的阳光可引起"日射病"，损害脑的功能；高温环境可导致神经系统的协调机能紊乱，使人反应迟钝，注意力不集中；噪声的长时间作用可造成头痛、头晕、耳鸣、失眠、记忆力衰退；拥挤、通风不良、绿化差、污染严重的环境会引起精神萎靡、疲倦、失眠、头痛等；过强或过弱的光照会削弱脑的工作能力。

六、保证睡眠时间

睡眠是生活中不可缺少的一个重要环节，也是维持正常生命活动的一种与觉醒同期性地交替出现的生理需要，适时和足够的睡眠是解除大脑疲劳最有效的方法。适时和足够的睡眠对一个人的学习和工作是十分重要的。有些同学学习起来没有节制，他们以为学习时间越长，学习效果越好。实际情况并非如此，学习时间超过一定的限度，尤其是侵占睡眠时间过长，或长时间熬夜，进行"大运动量"突击式学习，令大脑长期处于疲劳状态，很容易产生"脑疲劳综合征"，出现头昏脑涨、乏力失眠、注意力涣散、记忆力减退、思维迟钝现象，既容易激动发怒，又容易转入衰竭疲劳状态，自然难以学有所成。这是一种事倍功半，得不偿失的做法。

依据人体生理需要，大学生每天需要8小时睡眠时间。睡眠不足将影响学生的生长发育和学习，并使抵抗力下降，容易患病。正常的睡眠除了时间保证外，还要注重睡眠质量。为了提高睡眠质量，在日常生活中应该注意以下几个方面。

① 卧室要保持安静，空气清洁，室温适宜，环境整洁，被褥清洁，厚薄适宜。

② 入睡前不要吃得过饱，不饮浓茶、咖啡等。最好用热水洗洗脚。不要思考问题，不要想难办的事，不要阅读或观看令人兴奋的小说、电视、电影、杂志等。

 衣服常洗换，强如上医院。

③ 要选择最佳睡眠时间。人的睡眠时间具有一定的规律性,大约每两小时为一节拍,第一节拍最沉,第二节拍稍浅,第三、四节拍最浅。因此能够深度睡眠的时间是晚上8点至12点之间。若想在有限的时间内,用最短的睡眠解除疲劳以保持旺盛的精力,把睡眠时间安排在晚上9点至凌晨2点是最佳的。

七、利用好课间10分钟

在学校里,每两节课之间都有10分钟的休息时间,这是保障学生身心健康的一项有效措施。有些同学利用课间休息在教室里继续看书、做作业,以为这样可以多学一点知识,其实这些做法其效果往往适得其反。

学习是一种艰苦的脑力劳动。一般说来大脑连续进行紧张智力活动的时间,成年人不宜超过1.5小时。利用课间10分钟做有效的休息,能消除大脑的疲劳,提高大脑的工作效率。如果休息时到室外活动活动,脑子里的积血很快流入四肢肌肉,就会感到头脑轻松、精神爽快,大脑的疲劳便消失了。课间10分钟的休息可以先长长地伸个懒腰,或张大嘴巴打个哈欠。伸懒腰能使腹部和下肢的肌肉得到充分的放松。打哈欠实际上是一次深长的呼吸运动,可以使肺部郁积的二氧化碳充分排出,同时吸入大量的新鲜氧气,从而改善长时间不活动而引起的脑部供氧不足。上述动作只需半分钟即可完成,随后收拾桌子,拿出下一节课的书本、文具,再去卫生间等,这些占去大约5分钟的时间,剩下的时间,最好再到室外做些轻微的运动或闭目静坐,排除杂念,直至上课铃响。

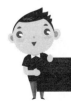

第六节 献血卫生

正常人的血量为体重的8%,一个体重50kg的成年人全身血液量约

 丰收要靠劳动,身强要讲卫生。

第二章 日常生活卫生

有4000mL。血液中的各种成分在不断地制造、补充，同时又在不断地消耗、破坏，并维持着相对的动态平衡。骨髓是红细胞制造的发源地，现代医学研究认为，人体少量献血（失血）不超过总血量的10%（约200～400mL），对人体健康无明显影响，有一定健康意义。国家红十字会提倡无偿献血，但是对于献血者的适应症个体差异很大，不是任何人都可以随便献血，也不是任何人献血后对身体健康都有利。为保证献血者的健康及所献血的质量，献血者需注意以下几点。

① 献血者以自愿为原则，年龄在20～45岁之间。

② 献血者应经过严格的健康检查。凡体弱多病、发育不良、营养不良、男性体重50kg以下、女性体重45kg以下、血红蛋白12g以下、血压超出正常范围、严重皮肤病或过敏体质、风湿性关节炎、心血管疾患、肝肾疾患、精神失常、急慢性传染病、白血病、出血性疾病、最近曾进行过手术、经常头昏、头痛、妇女在九个月内曾分娩者或六个月内曾流产者以及妊娠期、产褥期、哺乳期或月经失调者均不宜献血。

③ 近半个月内曾患感冒及其他疾病，刚拔牙和预防接种者，女性在月经期前后4～5日内者均应延迟献血。

④ 每次献血量为200mL左右，最多不超过400mL，宁少不多。前后两次献血间隔不得短于三个月，一年中献血不得超过4次。

⑤ 献血时不要求空腹，但也不能过饱。献血后应立即饮糖水或淡盐水1～2杯，安静休息10～20分钟。

⑥ 献血后短期内机体免疫力暂时性下降，应注意绝对休息。冬季注意保暖，避免受凉。绝对禁止剧烈运动、重体力劳动、长时间娱乐。献血后避免接触呼吸道传染病病人。

⑦ 献血后应适当多吃高蛋白食品，如鸡蛋、牛奶、猪肉等。但不要盲目进补、大补。

⑧ 献血者应选择正规公办医院、血站，并有医疗急救设备，以防发生意外事故。

 年年早打预防针，疾病虽凶难上身。

为了每个人的健康，正确对待献血这一公益活动，大学生既要积极参与义务献血活动，但也不能有把献血当作好奇、凑热闹等不正确心理。一定要慎重对待，在献血前要到医生处体检或咨询一下。

第七节　口腔卫生

口腔卫生与口腔疾病的关系很密切。不注意口腔卫生，很容易发生龋齿。牙齿的完好无损，对保持人体健康和预防各种疾病，具有十分重要的作用。不少人由于牙齿不好而不能充分咀嚼，因而患了胃病，影响消化机能和全身健康。牙齿不好还可能引起颈部淋巴结炎、咽炎、扁桃体炎，甚至肾炎和风湿病。牙齿不好而经常病痛不适，会影响食欲，难以品尝食物和美味，甚至茶饭无心，大大减少生活的情趣。牙齿不好还影响美观，可引起口臭，不利于人际交往（包括与异性之间的感情交往），甚至可能在心理上造成不良影响。因此，大学生在校期间注重口腔卫生十分重要。

一、口腔卫生要求

口腔卫生，重点在于清除软垢、菌斑、食物碎屑、牙面色素和牙石。软垢是停留在牙面和齿缝的软而白的污物，主要成分是有机物，是口腔细菌的聚集处。食物碎屑是软垢中和嵌塞于齿缝中的食物残渣和食物纤维。牙面色素来源于食物、药物、茶和饮料、产色细菌以及唾液中有色分泌物等。牙石是牙龈上下的坚硬石灰样沉淀物，主要成分是无机盐。

菌斑是沉积在牙面（主要是不易清洁的部位）的菌斑，含有口腔细菌、无机盐、上皮细胞和食物残渣，而以细菌为主，包括乳酸杆菌、变

好酒好肉坏胃肠，粗茶淡饭身体养。

形链球菌、梭形杆菌、弧菌和螺旋菌等。菌斑在一日内无时无刻不在沉积,但在不进食时比进食时沉积得快,故在夜间形成的菌斑较多,如果睡前不刷牙,夜间沉积的菌斑就相当致密而黏厚。吃糖后形成的菌斑也与此相似,都不易去除。这种稠厚的菌斑,有时连自己都能觉察,用舌舔一舔平时十分光滑的牙面,可能感到牙面变得粗糙,刷一次牙常难以刷净。这种菌斑正是龋齿和牙周病的始动因素。

牙齿上的牙石日久后越长越多,阻碍牙龈包护牙齿,牙齿的颈部很容易受机械的磨损,诱发龋齿或其他细菌性炎症,必须通过医务人员剔除,否则将阻碍牙龈的生长。牙齿上的软垢、菌斑、食物碎屑和牙面色素则可以通过方法正确的刷牙来剔除。几乎所有的大学生都知道刷牙的必要性,养成了每日刷牙的习惯,但大多数大学生还没有掌握正确的刷牙方法。这样,不仅软垢和菌斑等不能很好地清除,还可给牙齿和牙龈带来损害。

二、牙刷和牙膏的选择

大学生刷牙应选择"保健牙刷"。按照国家规定,成年人的保健牙刷有三排毛束,每排有6～8束,每束毛以中间的毛稍长,周围的略短。总的刷毛高度为10～12mm。牙毛直径不超过0.3mm。牙刷的形状以平刷和直柄为宜。

每次刷完牙后,应将牙刷头放在漱口杯的清水中反复搅动,然后甩掉牙刷上的水,将牙刷头朝上放在漱口杯里。最好每星期将牙刷头蘸上肥皂和水,用手指搓洗一下。牙刷一般使用2个月左右,刷毛弯曲或分开,即可丢弃,改换一把新的。为防止乙型肝炎等传染病的侵袭和蔓延,牙刷、剃须刀等是不能借用的,更不能公用。刷牙使用牙膏也有讲究,牙膏具有杀菌、抗病、消除口臭等作用。低档牙膏颗粒较粗,容易损坏牙齿,所以最好不用。用牙粉或精盐刷牙也不适宜。大学生牙齿的沟窝较深,加之爱吃甜食,很易发生龋齿,所以最好选用含氟的防龋牙膏。但长期使用某一牌子的牙膏,不利于预防口腔疾病,应该交替使用

 饭后漱漱口,牙齿不会抖。

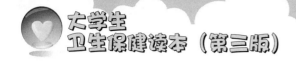

含氟和含杀菌药物的牙膏，或交替使用含药物和不含药物的牙膏。

三、正确的刷牙方法

保护牙齿最有效的方法是刷牙。但若方法不对，或用大头的硬毛刷来横刷牙齿，那么用力愈大，刷得越久，对牙齿和牙龈的磨损和创伤越严重。最常见的后果是牙颈部楔状缺损和牙龈萎缩，从而导致牙石、牙髓炎、牙龈炎等牙病的发生。

那么，正确的刷牙方法应当如何呢？

刷牙只能竖刷（或叫顺刷），不可横刷，只能朝着齿尖（牙冠）的方向刷，而不可朝着齿根的方向，否则会损害柔软的牙龈。具体说，将牙刷平放在牙齿的唇颊面，刷毛指向牙龈，刷毛的尖端轻压牙龈边缘，用旋转的动作，由牙龈向牙的咬合面拂刷。这样牙龈得到了按摩，牙面和牙缝得到了刷洗。刷牙齿的舌侧比较容易，可将牙刷横着，也可将其竖起，作提上或拉下的动作。刷牙齿的咬合面就更简单，可将刷毛紧压在咬合面上，前后拉动，最好是每个牙齿都受到15次清刷，所以每次刷牙的时间至少要有3分钟。每天早晨和晚上睡前都要刷牙一次。尤其睡前的刷牙更为重要，而且刷牙后不要吃东西。

刷牙有三个要素，即刷牙的方法、刷牙的时间、牙刷和牙膏的好坏，如果三个要素都做好，刷牙就会给人们的健康带来极大的帮助。

四、保护牙齿的其他方法

保护牙齿最有效方法是正确刷牙，但只有这一点往往不够。每次进食后也不必或不可能都刷牙，刷牙过多也有害处，一般提倡饭后漱口，它能除去牙缝里的食物残屑和部分软垢。另外，在吃糖果或甜食后一定要漱口，以防龋齿发生。漱口时，每次含进嘴里的水量必须中等，过多或过少都不利于水的流动和冲力。含漱时，唇舌和颊部的肌肉都要运动，使水来回通过各个牙缝，速度和力度都要大些。用清水和茶水含漱

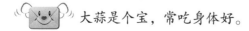

大蒜是个宝，常吃身体好。

第二章 日常生活卫生

后最好把水吐出。

如果有食物纤维嵌入牙缝，最好通过刷牙将其清除。若不能刷出而牙缝较宽时，可以用牙签，以和牙龈呈45°角进入齿缝而不能垂直插入，然后轻轻地将塞牙的东西剔除。

许多不良习惯不利于口腔卫生和牙齿保护，比如长期用单侧牙咀嚼，用口呼吸，咬笔杆，睡前吃甜食，用牙咬碎壳坚硬的果实，用牙开启啤酒瓶盖等等，为保护牙齿和口腔卫生，必须纠正不良的习惯。

 热天半块瓜，药物不用抓。

第三章
心理卫生

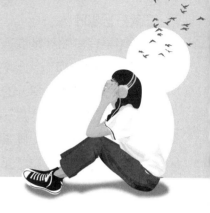

　　大学生作为一个特殊的社会群体,面临着求学、求职、求偶三大人生课题,由于主、客观等多方面的原因,经常面临着矛盾与冲突。有人称大学生是社会的"心理弱势"群体"迷失的一代"。国内大量调查表明,在大学生中,有近20%的学生存在着不同程度的心理问题,因精神疾病休学的人数占因病休学总人数的37.9%,因精神疾病退学的人数占因病退学总人数的64.4%,而且存在心理问题的学生比例正在呈逐年上升的趋势。

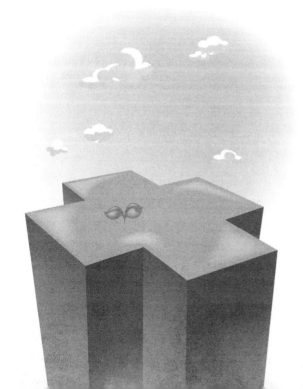

第三章 心理卫生

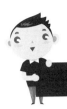

第一节 什么是心理卫生

 一、心理卫生学与心理卫生

心理卫生学是一门新兴的综合性学科，它主要运用心理学的一般原理及其分支学科的研究成果，并综合医学和其他有关学科（如社会学、教育学、法学、环境保护学以及自然科学）中的有关知识，探讨人类如何来维护和增进心理健康的原则和措施。它是一门多学科交叉的学科。

心理卫生指的是个体的心理（如一般适应能力、人格健全状况等）保持正常或良好水平，且自我内部（如自我意识、控制、体验等）、自我与外在环境间保持和谐一致的良好状态。

心理卫生有时亦称精神卫生，这一术语是美国学者斯威萨提出的，1843年，他撰写了世界上第一部心理卫生专著，书中正式使用了"心理卫生"一词。1858年精神病学家雷（Ray L.）在美国精神病大会上作了关于心理卫生的专题讲演。1906年，克朗斯托出版了《心理卫生》一书，在社会上引起了很大的反响，心理卫生一词从此被广泛采用。我国著名心理学家潘菽在1947年出版的《教育心理学》中指出："我们因偏重身体的健康，故研究生理卫生，我们若要使心理得到健全的发展，则必须注重心理卫生"。由此看来，心理卫生乃是达到心理健康的手段。

心理卫生的主要任务包括两个方面：一是维护人们的心理健康水平，提高人们的社会适应能力，预防各种心理疾病和不良行为的发生；二是帮助人们及早发现心理异常，积极治疗心理疾病。在我国，从事这一领域工作的专业人员主要有心理学工作者、教育工作者、社会学工作者、心理医生和精神病专家。

 一夜不宿，十夜不足。吃人参不如睡五更。

心理学工作者、教育工作者和社会学工作者侧重于心理卫生教育方面的工作，帮助人们维护和增进心理健康；心理医生和精神病学专家则侧重于心理疾病的诊断和治疗。

二、中国心理卫生思想

中国早在二千多年前就已经注意到精神因素对于养身的重要性。古代思想家和医学家的许多著作中，有着非常丰富而精湛的关于修身养性、增进健康、益寿延年的论述。第一部医学经典著作《黄帝内经》即阐述了各种情绪与人体健康的关系（"怒伤肝，悲胜怒""喜伤心，恐胜喜""思伤脾、怒胜思""忧伤肺，喜胜忧""恐伤肾，思胜悲"），认为人的起居、心态应适应自然界及四季的变化，人们的心理应能动地适应社会环境的变化等。

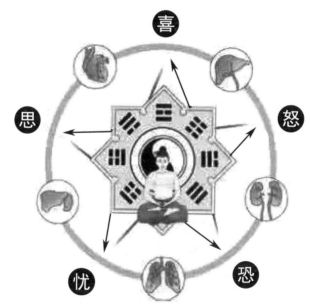

五志与五脏有一定的对应关系

在现代中医基础理论中，就有"内伤七情"的专题论述。七情指喜、怒、忧、思、悲、恐、惊，是人体对客观事物的不同反映，在正常的情

没病天天困，无病困成病。

第三章 心理卫生

况下，一般不会使人致病，只有突然、强烈或长期持久的情志刺激，超过了人体本身的正常生理活动范围，使人体气机紊乱，脏腑阴阳气血失调，才会导致疾病的发生，由于它是造成内伤病的主要致病因素之一，故称"内伤七情"。

三、心身疾病

心身疾病（psychosomatic diseases）又称心理生理障碍，是指一组在发病、发展、转归和防治等方面都与心理因素密切相关的躯体疾病和躯体功能障碍。

心身医学就是专门研究心理和社会因素与人体健康和疾病的相互关系的学科，虽然人们很早就认识到心理因素与疾病的关系，但直至20世纪30年代，才从实验的基础上提出了心身医学和心身疾病的科学概念。心身医学的形成和发展，意味着人们对人类健康和疾病的认识有了重要变化，这是从过去的"生物医学模式"向现代的"生物－心理－社会医学模式"转变的明显标志，也是医学科学伴随着人类社会的进步而发展的结果。国内资料显示，在综合性医院的初诊病人中，有近1/3的患者所患的是与心理因素密切相关的躯体疾病。

心身疾病范围较广，由于各国对心身疾病分类方法不同，其包括的各类疾病也很不一致，其中美国心理生理障碍学会的分类较为详细（见下表）。

美国心理生理障碍学会心身疾病分类（摘录）

序号	系统	心身疾病
1	皮肤系统	神经性皮炎、瘙痒症、斑秃、牛皮癣、多汗下、慢性荨麻疹、湿疹等
2	肌肉骨骼系统	腰背疼、肌肉疼痛、痉挛性斜颈、书写痉挛等
3	呼吸系统	支气管哮喘、过度换气综合征、神经性咳嗽等
4	心血管系统	冠状动脉粥样硬化性心脏病、阵发性心动过速、心律不齐、高血压、偏头痛、低血压、雷诺病等

 屋里清，心里净。勤穿勤脱，胜似吃药。

续表

序号	系统	心身疾病
5	消化系统	胃、十二指肠溃疡、神经性厌食、神经性呕吐、溃疡性肠炎、幽门痉挛、过敏性结肠炎等
6	泌尿生殖系统	月经紊乱、经前期紧张症、功能性出血、性功能障碍、尿频、功能性不孕症等
7	内分泌系统	甲状腺功能亢进、糖尿病、低血糖、阿狄森病等
8	神经系统	痉挛性疾病、紧张性头痛、睡眠障碍、植物神经功能失调症等

世界精神卫生日

精神卫生问题已严重影响到人们的正常生活。世卫组织公布的最新数据显示，全球约有4.5亿精神发育障碍患者，其中四分之三生活在中低收入国家。而在大多数国家中，只有不到2%的卫生保健资金用于精神卫生，且每年有三分之一的精神分裂者、半数以上的抑郁症患者和四分之三的滥用酒精导致精神障碍者无法获得简单、可负担得起的治疗或护理。

此外，在世界范围内，每40秒就有一人死于自杀。精神发育障碍疾病已成为严重而又耗资巨大的全球性卫生问题，影响着不同年龄、不同文化、不同社会经济地位的人群。

1991年，尼泊尔提交了第一份关于"世界精神卫生日"活动的报告。随后的十多年里，许多国家参与进来，将每年的10月10日作为特殊的日子：提高公众对精神发育障碍疾病的认识，分享科学有效的疾病知识，消除公众的偏见。

世界卫生组织确定每年的10月10日为"世界精神卫生日"。

 梦想从来不是手里的钻石，而是放到天上的风筝。

第三章 心理卫生

第二节 大学生成长特点

青年是整个社会中最积极、最有生气的力量。在校的大学生是最富有理想、有生气、文化层次较高的青年群体,他们是成长中的社会主体。

一、大学生的生理成长特点

我国的大学生18岁左右进校,22岁左右毕业,正是处于青年中期。青年在这一时期的生理特点主要表现在体、力、脑、性四个方面的巨大变化。

体,突出地体现在身高和体重的急剧变化。人一生有两次生长高峰:第一个高峰是出生到周岁,这一时期身高可增加50%,体重可增加1倍;第二个高峰是青年期,男青年平均每年身高长3～4厘米,平均增长3.5厘米,体重平均每年增加3～4千克,平均增长3.5千克,女青年平均每年身高长3厘米,体重平均每年增加2～3千克,平均增长2.5千克。迅速的成长使青年人骨骼粗壮,肌肉发达,在体形上挤入了成人的行列。

力,青年期生命力处于最旺盛时期,身体的各系统、器官全面发展,内部机构、机能最发达,最完善。心脏的重量猛增至出生时的10倍,肺活量达4800毫升,食欲极佳,胃肠容量达到最大,体温、脉搏、呼吸、血压发生明显变化,脑垂体加快各种激素的分泌,新陈代谢处于最佳状态,充满了生机和活力。

脑,大脑和神经系统处于最发达状态,脑重量达到极值,脑的神经

 地球是运动的,一个人不会永远处在倒霉的位置。

细胞的分化机能达到成人水平,大脑的第一和第二信号系统的功能已经完善。大脑的发达和完善使得青年人能够理智地走向社会。

性,青春期是性萌发和性成熟最神秘、最敏感的时期。第一、第二性征突出变化,男女性别差异明显。在青年中期,个体的生理发育已接近完成,已具备了成年人的体格及种种生理功能,故此阶段又称为性成熟期。

青年时期的体、力、脑、性四方面的巨变,为青年的心理变化提供了良好的物质基础。

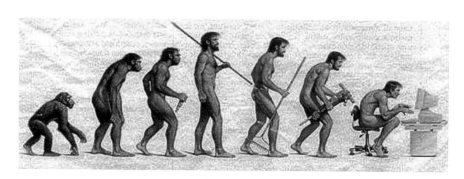

二、大学生的心理成长特点

1. 心理发展的过渡性

青年期是少年向成年人转变的过渡期,也是少年心理向成人心理过渡的关键期。从心理发展水平看,多数大学生的心理正处于迅速走向成熟又没有完全成熟的时期。从心理发展过程看,认知迅速发展,达到了相对成熟。认知的核心要素思维已由经验型向理论型转化。情感也从激情体验、易感状态逐步升华过渡到富于热情、充满青春活力,社会道德感和社会责任感增强。在意志行动上则从容易冲动发展到具有一定的自控力,形成了相对稳定的行为习惯。从个性发展看,性格、能力等个性心理特征都达到相对稳定和渐臻成熟的水平;理想、信念、自我意识等

人生没有如果,只有后果和结果。

个性意识经过大学阶段逐渐接近成人的发展水平。

2. 心理发展的矛盾性

当代大学生由于在学校受教育期长,从家门到校门,没有社会生活经验,社会心理成熟滞后于生理成熟,经济上不独立,传统价值权威的衰落,以及现代价值多元化的影响等,使大学生的心理既存在积极面,又存在消极面,就必然导致矛盾和冲突。在这一过程中,大学生处于心理断乳期,即由于失去他律,自律尚未充分形成,种种矛盾冲突交织在一起势必影响大学生的健康成长。此阶段大学生常见的矛盾冲突有:

(1) 独立性和依赖性的矛盾;

(2) 理想性和现实性的矛盾;

(3) 强烈的成才意识与知识经验不足的矛盾;

(4) 心理闭锁与寻求理解的矛盾;

(5) 群集友谊与争强好胜的矛盾;

(6) 性生理成熟和性心理成熟相对迟缓的矛盾等。

3. 心理发展的阶段性

不同年级的大学生心理发展的特点不同。

(1) 适应期。大学新生以"胜利者"的喜悦进入大学后,突出的问题主要是如何适应大学生活,建立起新的人际关系。南京大学心理健康教育与研究中心曾对1996年入学的226名新生进行访谈,结果有适应不良和人际交往问题的占访谈学生的67%,他们的心理矛盾主要是:自豪感和自卑感交织;新鲜感和恋旧感交织;轻松感和紧张感交织;奋发感和被动感交织。这个时期一般是在大学一年级。

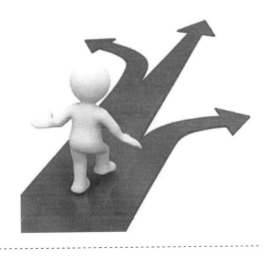

 不怕穿得迟,就怕脱得早。

（2）发展期。新生适应了大学生活，建立起了新的心理平衡后，大学生活进入相对安稳的时期，这是大学生成才定型的关键时期。此时大学生大多产生了自信心，竞争意识增强，突出的心理问题集中在以下几方面：成才道路的选择和理想的树立，学习目标的实现与学习态度、学习方法的掌握以及形成优良的学习心理结构。这个时期是大学生人生观形成时期，也是实现教育目标的关键时期。这个时期一般是在大学二年级至大学三、四年级。

（3）成熟期。大学生经过三至四年的生活和学习，世界观、人生观逐步形成，心理逐渐成熟，他们的心理特点与成人的心理特点有许多相近之处。但是这个时期又是大学生从学生生活向职业生活过渡阶段，他们要面临新的心理适应问题，如是深造，还是就业？是国内深造，还是出国深造？择业、就业中双向选择的压力等，这使大学生们的心理又掀起波澜。这时他们的心理特点主要是紧迫感、责任感和忧虑感。

心理知识拓展

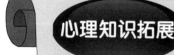

心理小故事

美国前总统罗斯福曾经家中被盗，丢失了很多东西。一位朋友得知后写信安慰他。罗斯福在给朋友的回信中写道："亲爱的朋友，谢谢你来安慰我，我现在很平安，感谢生活！因为：第一，贼偷去的是我的东西，而没有伤害我的生命；第二，贼只偷去我的部分东西，而不是全部；第三，最值得我庆幸的是，做贼的是他，而不是我。"

【启示】本来，对于任何一个人来说，被盗都是不幸的事情，但罗斯福不仅没有埋怨"贼的可恶"，认为"自己倒霉"，相反还找出了感谢和庆幸的三条理由。在不利的事件中看到有利的一面，在困难中发现希望，在失意中找寻生活中美好的事物，这是一种处世哲学，也是一种健康的心态。

寒从脚起，病从口入。空气流通，病菌失踪。

第三章 心理卫生

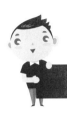

第三节 大学生心理健康的标准

一、心理健康的标准

（1）自我意识良好。能较为客观地认识和评价自己，并能坦然地承认和接受自己，既不自卑，也不自负；能有效处理自己与周围环境的关系，与现实保持良好的接触，对现实社会有良好的处世态度，既有高于现实的理想，又不沉迷于空洞的幻想。

（2）人格健全心理。性格开朗、豁达，富有责任感和同情心，兴趣广泛，朝气蓬勃，对生活充满热爱。

（3）智力正常。智力发展正常，能胜任学习任务，并对学习保持较浓厚的兴趣和较强烈的求知欲望。

（4）情绪乐观。能经常保持轻松、愉快、乐观、自信、满足等情绪状态，对生活充满希望，并善于从中寻找乐趣，遇到挫折和烦恼也能自行解脱，积极的情绪体验多于消极的情绪体验，具有调节和控制自己情绪的能力以及与周围环境保持动态平衡的能力。

（5）意志坚定。在具体的实践活动中，能果断地采取决定并适时地执行决定；遇到挫折和困难时，不灰心气馁，能按既定的目标，采取灵活有效的方法，坚持努力，直到目标实现；表现出行为的同一性、持续性和协调性。

（6）人际关系和谐。乐于与人交往，在交往中既能向别人传达感情，也能欣赏并接受别人的感情，能同大多数人建立友好、和谐的关系；与人相处时，肯定的态度总是多于否定的态度。

 若要身体壮，饭菜嚼成浆。

（7）社会适应良好。能根据客观环境的发展和变化，不断调整自己对现实的期望和态度，始终与不断变化的环境相协调，具有良好的社会适应能力；善于根据自己的特点，在适应现实和改造现实的过程中扬长避短，做出正确的抉择，使自己的学识、品德向高水平方向发展，对生活中遭遇的各种问题、困难和挫折，都能以积极的态度去对待，从不退缩、逃避，具有较强的挫折承受能力和应对能力。

（8）心理、行为特点与年龄特征相符合。具有与其他同年龄的多数人相符合的心理、行为特征。若一个人的言谈举止严重偏离了他所属的年龄特征，则往往是心理不健康的表现。

二、心理健康的关键

1. 心理健康是一个过程，而不是结果

心理健康的标准是一种理想尺度，它为我们指明了提高心理健康水平的努力方向，但是，心理健康不是一个静止的理想标准。可以肯定地说，绝对、永远心理健康的人是没有的。

心理健康与不健康之间并没有一条绝对的分界线，而是一种连续、不断变化的状态。根据这种不断变化的状态，人的心理可用三区来表示：白色区、灰色区和黑色区。处于心理白色区就是心理健康，处于黑色区则是心理变态，而处于灰色区则介于上述两者之间，它们之间是可以相互转换的，灰色心理调节得当就恢复为白色心理，不当则会发展为黑色心理。实际上，大多数人都处于灰色区域内，也就是说，大多数人处在健康与不健康的边缘状态，有人称之为"第三状态"。所以，我们应该以积极的心态去享受生命的过程。

 饭前便后洗净手，细菌虫卵难进口。

第三章 心理卫生

2. 心理健康不是没有心理困扰,而是能否有效解决心理困扰

心理健康不是一个静态不变的结果,随着人的成长、经验的积累以及环境的改变,心理健康状态也会有所变化。在我们的成长过程中,有可能一帆风顺,事事得意,也有可能面对失败、无奈、委屈,这些都需要我们勇敢面对,豁达处理。就像德国一位著名心理治疗大师所说:那些自认为心理健康的人往往不是真正的心理健康者,心理健康者正是敢于面对心理问题的人。

三、心理健康的维护

1. 大学生心理自我保健

自我心理保健主要是保持自己的心态稳定,维护自我心理健康,心态稳定是指自己的心情平静、精神安详、自我感觉满意的一种状态。

大学生进行自我心理保健可以从以下几方面来进行。

(1)学会调节和控制自己的情绪。大学生要注意保持积极心态,如保持自己的兴趣爱好、对某门学科的热情等,要努力保持其持久与稳定,防止浅尝辄止;当遇到挫折而产生消极悲观情绪(如考试失利后的失望、人际冲突时的愤怒、失恋后的自卑等)时,要及时做出自我调整,用正确的方式发泄、排遣心中的烦恼,寻找科学的自我安慰的方式。

(2)培养应对能力和心理耐挫力。应对能力是指个体在遇到意外事件时做出反应,消除应激心理的消极影响的能力。耐挫力是指在受到挫折和打击时做出正确反应的心理承受能力。大学生这两方面的能力普遍比较贫弱,需要很好地培养。

(3)完善自我人格。大学生处于人格成长发展期,并没有最后定型,需要有一个不断挖掘自己潜能、发现自己优势、充实完善人格的过程。

(4)摒弃不良行为。文明意识与理性精神是大学生所应有的基本

 干干净净一身轻,不干不净百病生。

素质，应当在日常学习和生活中体现出来。由于种种原因，有些大学生沾染了一些不良行为和习惯，如抽烟、酗酒、作息无常、放弃文体活动等，这些不良行为和习惯无益于大学生的身心健康。而通过自我认识和自我调节，结合引导，追求健康向上的生活方式，可逐步改变不良习惯以及摒弃不良行为。

2. 借助心理咨询的指导

当我们的心理问题自己解决不了而感到痛苦时，一定要学会求助，主动寻求心理咨询或心理治疗。心理咨询指心理咨询师运用心理学方法和技巧，帮助来访者自强自立，它主要面向心理困扰和轻度心理障碍的治疗，而心理疾病的治疗，是医院精神科医生的工作任务。大学生群体虽然存在多方面的心理问题，但绝大多数属于轻度问题。所以说，高校的心理咨询是学生可以直接求助的最有效途径。

心理咨询可以说是包罗万象，内容非常广泛。社会心理因素丰富多彩、复杂多变，而人的心理活动更是千变万化，无奇不有。因此，心理咨询会解决从衣食住行到生老病死在内的所有心理问题。一般来讲，心理咨询可以分为治疗性咨询、发展性咨询、调适性咨询和知识性咨询等。

心理咨询的方式可以分为个别咨询和团体咨询。个别咨询比较普遍、常见，主要形式有门诊咨询、访问咨询、电话咨询、广播咨询、app程序咨询等。

江苏省大学生24小时公益线上援助资源：
① 江苏省大学生心理热线：025-58255200；
② 江苏省大学生小程序心理援助：下载"苏心"app。

---

3. 建立社会支持系统

社会支持是人的一种心理需要，是指个体得到并知道有可以依赖的

清洁是健康的基础，健康是事业的基础。

第三章　心理卫生

人在照顾、尊重和爱抚自己的一种心理力量，实质是一种有益于成长和发展的社会关系的建立。这种社会支持系统是一种稳固的人际关系，或者是一个小集体，集体中的每个成员都会受益，相互都比较满意，利益同享，忧患分担。这可以是自助小组，也可以是同宿舍、同班同学，或者是学生社团，或有老师、长者、亲人参加的朋友圈，信任并且较固定的心理咨询老师等。许多存在心理问题的同学，往往就是缺乏这样的社会支持，心理障碍问题迟迟得不到解决。

心理知识拓展

心理电影推荐

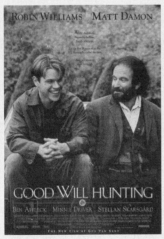

《心灵捕手》

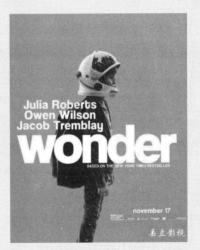

《奇迹男孩》

 感激伤害你的人，因为他磨炼了你的心志。

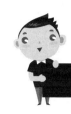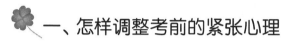

第四节 大学生常见的心理困惑

一、怎样调整考前的紧张心理

每学期学生都要参加各种考试。考前保持最佳的心理状态无疑是非常关键的。为了帮助同学们调整考前的紧张心理，提出以下看法。

1. 要充满信心

考生一定要相信自己的能力，相信自己能考出好的水平。只有充满自信，以旺盛的斗志投入考试，才能考出好成绩，这是取得考试胜利的重要前提。

2. 要学会调节

心情比较紧张的考生，可以采用松弛、想象、暗示、药物治疗的方法来调节心理状态。考生可以根据自己的特点，恰当选择。

（1）松弛训练法：微闭双眼，身体坐正，全身放松，有意识地使呼吸减慢，慢吸慢呼，用腹式呼吸的方法，让心绪随着气流上下。这样情绪就会很快平静下来，紧张也会随之解除。

（2）愉快想象法：考生可以想象，自己在考试中已经取得了优异的成绩，心里有一种说不出的喜悦，通过这种想象来消除紧张心理。考生也可以回忆一件令自己十分愉快的往事，使自己超脱考场的紧张气氛。

（3）自我暗示法：可用简短、有力、肯定的语句反复默念："我的能力很强""我一定会考好""我一定会胜利"等，反复默念5~10遍。以自我暗示的方法来稳定情绪，也可排除紧张。

（4）药物治疗法：可在医生的指导下，在临考前半小时服用适当的镇静药物以保证考试时注意力集中。

 感激欺骗你的人，因为他增进了你的见识。

第三章 心理卫生

3. 要讲究方法

（1）临考前不要"开夜车"。临考前开夜车，容易精疲力尽，昏昏沉沉，结果只能增加负担，对考试于事无补。与其"开夜车"，还不如好好睡上一觉，以充沛的精力去迎接考试。

（2）进考场前不要想补缺。考前想补缺往往会使原来树立的信心发生动摇。考前抢记某些细小的题目，常常是"拣了芝麻，丢了西瓜"。

（3）看考卷不要三心二意。拿到考卷后先把各个题目较快地看一遍，按先易后难的顺序解答。切莫一会儿从前向后做，一会儿从后向前做。切莫丢三落四，做一半留一半，等一会儿再做那一半。切莫贪快，慌慌张张地解答试题。

（4）遇到难题不要驻足不前。要想到"难题"对你难，对别人也难，这样就不会紧张，反而会泰然处之。

二、如何面对挫折

在现实生活中，确实难以事事如意，挫折总是伴随着人们，小到无端遭人讥讽、受到批评，大到高考落榜、初恋失败、事业受挫等，挫折心理便也由此而生，对待挫折，应以积极的行为去自我调节，得以解脱。下面介绍一些自我调节的方式。

（1）补偿方式。如果你有一个温柔体贴、通情达理的朋友，不妨将苦闷倾吐出来，她（或他）不仅将分担你的痛苦，而且会比平时更多地在感情上给你抚慰。爱情的力量也可使你尽快从挫折的焦虑中解救出来。

（2）转移方式。如果你爱好文艺或体育，不妨去听听音乐，跳跳舞，打打球，借以松弛一下绷紧的神经。如果你天生好静，那也可读一读轻松愉快、有趣的书刊。

（3）理性的方式。与志同道合的知己促膝交谈，把受挫的经过和目前的心境和盘托出。俗话说"旁观者清"，你在交谈中，除了可得到同

 感激鞭打你的人，因为他消除了你的业障。

情和摆脱困境的力量外,还能听到对方的分析和忠告,忧愁和烦恼之情会随之消散。

（4）超脱或逃避方式。你可以漫步在校园的林荫道上,或夜色笼罩的街上,如果有条件还可以作短期的旅游,置身于绮丽的自然美景之中。在这种情景中,环境会使你产生豁达明朗的心境,从而驱除烦恼之情。

（5）自我解嘲方式。现实中有这样一个例子：甲和乙一同参加研究生考试,甲考到一半就退场了,乙虽考到底,但因基础差,自我感觉很不理想。当乙正在闷闷不乐时,看到甲却兴致勃勃,不由奇怪地问："为什么中途退场？"甲回答："身体不舒服,影响思路,不考了"。其实这个考生也是由于基础较差,解题困难而中途退场的,但他找到了一个冠冕堂皇的借口,来维护自我尊严,以取得心理平衡。这可以理解为鲁迅笔下阿Q的"精神胜利法",西方国家称为"酸葡萄方式"。实质上这是一种用自我解嘲来宽慰自己的方式。在生活中,要想克服失意、焦虑不安的情绪,也可试用这种方式来调节心理平衡。

一个人在遭受挫折后,不妨选用上述调节方式。当然,更重要的是注意锻炼自己,面对现实,承认挫折,进而科学地分析,找出导致挫折的关键所在,使挫折后的心情处于乐观的、理智的、积极的状态之中。

三、如何建立良好的人际关系

一个人不喜欢与别人交往、没有知心朋友,心理是不健康的。人际关系不好就缺乏依恋、亲和等感情体验,个性必然孤独内向,心情抑郁,很少有乐趣,于是也就缺少安全感,久之便会患上心理疾病。

搞好人际关系的方法因人而异,但是也有一般规律可循,除了自身要思想好、品德好之外,还应注意以下几点。

（1）关心别人。一个人寂寞是因为被人关心的需要得不到满足。如果感到周围的人都在关心自己,心中便会觉得温暖,有了安全感。要想别人关心自己,首先去关心别人,帮助别人解决困难,经常去看望别人。

 感激遗弃你的人,因为他教导了你应自立。

第三章 心理卫生

（2）宽容待人。对于他人要一分为二地看，不因人家有缺点而就嫌弃人家，应取其大节，与人亲切相处，别人自然也就乐意与你亲近。这一点心理学上又叫"悦纳"别人。

（3）改变自己。改掉自身不好的性格与习惯，比如高傲、刻薄、自私、小心眼、说谎话等毛病，这些是最令他人厌弃的。如把这些毛病改掉了，人家便乐意与你相处。

（4）加强联系。良好的人际关系，全赖于相互了解。工作之余多搞点社交活动，与人说笑谈天，讨论问题，交流信息，都是沟通思想的好机会。人与人之间彼此了解了，感情拉近了，关系自然就会亲切起来。

（5）平衡付出。多数人都懂得知恩图报，同学交往中如果一方付出太多，使对方觉得无法回报或没有机会回报的，对方就会被一种愧疚感所笼罩，这种压力直接导致受到恩惠的一方选择冷淡或疏远。因此，要学会平衡付出。

（6）人际交往中要留有余地，适当地保持距离，这样才能和别人保持长久关系。

（7）寻找共同话题。集体中每个人的性格都不同，兴趣也不同，要融入班级里，就应该寻找大家的共同话题，并积极参与，共同讨论。

（8）真诚赞美。朋友交往需要发现别人的优点，宽容别人的缺点，全面、客观、准确地思考并分析问题，对他人的优点给予真诚的赞美，你也就能找到自己的知己，从而摆脱孤独的境地了。

在社会生活中，"善与人处"是一种必备的本领，同时也是达到身心健康和生活愉快的重要途径。良好的人际关系是在"施"与"受"的相互作用中发展起来的。

四、如何走出失恋的阴影

失恋通常给人以沉重的精神打击，失恋者大多表现为情绪波动、忧伤、焦虑、心情沉重等，因此日夜思念、茶饭不思、夜不能寐，对生活失去兴趣，产生悲观绝望，甚至轻生者也不乏其人。失恋，尤其是初恋

 习惯勤扫屋，强如上药铺。

失败，会给人以巨大的精神痛苦，强烈的心理反应引起的心理失衡往往难以自制，这里总结几种应对方式和自疗的办法。

（1）找亲属或知心朋友倾诉自己的痛苦。尽情地倾诉本身就可以减轻内心的痛苦。亲友的言语劝慰也极为重要，尤其是亲友站在旁观者的角度，帮助当事人分析他们失恋的原因和及时终止恋爱关系的好处，对当事人恢复心理平衡颇有裨益。

（2）补偿性思考。失恋者应尽量保持一定平稳的情绪，多想想对方的缺点和两人之间的潜在的不和谐因素，这无疑有助于心理平衡的恢复。

（3）克服他责和自责。许多失恋者在失恋后一直对对方耿耿于怀，认为自己的痛苦完全系对方一手造成的，甚至把对方称作"负心人"，殊不知虽然对方的"最终抉择"使你失去了对方，但其原因可能是错综复杂的，甚至也许与你本身的缺点有关。反过来看，太多的自责也是不必要的，因为这已变得毫无意义。

（4）千万不要以吸烟、饮酒，甚至一些过激冲动行为来消愁。古人说："举杯消愁愁更愁"，是很有道理的。饮酒后的抑郁状态往往易于引起自杀，更何况烟酒本身对人体的身心健康就有害。另外，过激的行为如冲动伤人、自伤、自杀等都会给失恋者及其亲属造成难以挽回的不良后果及精神创伤。

（5）总结教训。失恋之后不妨总结一下教训，尤其可回顾一下这段感情中早已暴露出来的双方的不协调因素。这样做一方面可使你的感情更为成熟，另一方面还可使你变得更为冷静，看问题更为犀利。

（6）正视现实。失恋在感情上虽然难以接受，但这终究成了"事实"。因此，你得告诫自己要正视现实，并转而努力丰富自己的人生经验，鼓励自己变得更为坚强。

（7）多向前看。当事人应尽量摆脱痛苦或甜蜜的回忆，多向前看。你得记住，前方或许有更理想的人儿在等着你，比爱情更重要的事业在

自古学问无遗力，少壮功夫老始成。

第三章 心理卫生

等着你去完成。

（8）多作"感情转移"。培养几种业余爱好，这可有效地分散你的苦恼，与友人外出旅游更可帮助你摆脱困境。增加娱乐活动也很有必要，但如唱歌、看电影、读小说等最好避免"爱情类"的，以防重新陷入"感情旋涡"而难以自拔。

（9）不怕感情"回潮"。要是失恋后"旧情"仍时时袭来，也不必大惊小怪。要知道，要完全忘却一段刻骨铭心的感情往往需要一段时间。

学会从失恋的痛苦中自拔，生活将更有意义。

心理知识拓展

心理实验：积极心态的重要性

一项更为直观的心理学研究也表明积极心态的重要性。Langer和Rodin以一家养老院的老人作为被试对象，研究控制感对老年人健康的影响。

一组老人被告知："我希望你们可以尽力使这里变成你们的乐园，你们可以决定如何装饰房间、安排时间，你们也可以决定每周的电影播放时间，最后送你们每人一盆花，你们要照顾好它。"

而另一组老人被告知的内容则相反："你们不需要过多思考，这儿的事项已经给你们安排好了，电影将在周四播放，每人送你们一束花，护士会帮忙照顾这些花儿。"

一年半后，第一组老人死亡率是15%，而第二组老人死亡率是30%！因为不能决定放电影时间，不能按自己所想照顾花盆，生活没有控制感，便会造成这么严重的后果！积极的心态是如此重要！

 生气是用别人的错误惩罚自己。

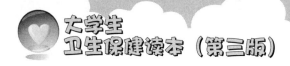

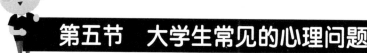
第五节　大学生常见的心理问题

大学生心理健康问题也称心理障碍，是指心理活动中出现的轻度创伤，亦即由不良刺激引起的心理异常现象。依据心理异常程度，可以把心理障碍分为三个层次。

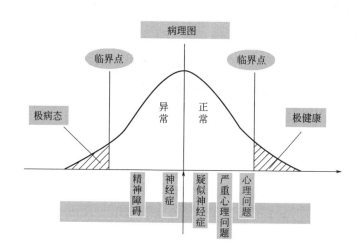

一、轻微的心理失调

处于轻微的心理失调状态的人，一般都能进行正常的学习和生活，只是感觉到愉快感小于痛苦感。大学生常见的轻微心理失调主要表现在自卑、焦虑、嫉妒、冷漠等方面（以下着重介绍自卑和嫉妒）。

1. **自卑**

自卑是一种轻视、贬低自己的心理感受，对自己缺乏信心，总把

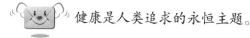
健康是人类追求的永恒主题。

第三章 心理卫生

目光盯在自己的不足之处，不能容忍自己的缺点和弱点。自卑者常常表现为情绪低沉，郁郁寡欢，缺少朋友，常因害怕别人看不起自己而不愿与人交往，造成了人际关系的疏远；常缺乏自信，优柔寡断，无竞争意识，享受不到成功的欢愉；常感疲劳，心灰意懒，注意力不集中，学习效率低下，缺乏生活乐趣。总之，它表现为沮丧、无力和弱小。

2. 嫉妒

嫉妒是他人在某些方面胜过自己，而自己又不甘心别人的这种优越性，从而产生出一种由羞愧、不满和怨恨等组成的复合情绪。原本是"骄子"的学生进入大学后，面对着众多优秀的同龄人，在学识、能力等方面存在着激烈的竞争，如果不能正确对待，处理不好，就会产生心理失落，从而产生"羡慕嫉妒恨"心理。嫉妒常常能造成人体内分泌紊乱，使人陷入苦恼之中不能自拔，引起忧愁、消沉、怀疑等低沉情绪，大大降低了学习和工作的效率，影响到结交知心的朋友。

> 嫉妒这恶魔总是在暗暗地、悄悄地毁掉人间的好东西。——培根

> 嫉妒者比任何不幸的人更为痛苦，因为别人的幸福和他自己的不幸，都使他痛苦万分。
> ——巴尔扎克

以上这些问题主要是由个人心理素质（如过于争强好胜、孤僻等）、生活事件（如学习压力大、人际交往不如意等）、身体不良状况（如长时间劳累、身体疾病）等因素所引起。

≈≈≈≈≈≈≈≈≈≈≈≈≈≈≈≈≈≈≈≈≈≈≈≈≈≈≈≈≈≈

轻微的心理失调问题，完全可以通过个体自我调节加以消除，但如果个体心理失调的状态较长时间得不到缓解，就会形成一种相对固定的状态，就有可能进一步发展成为心理障碍或疾病。

≈≈≈≈≈≈≈≈≈≈≈≈≈≈≈≈≈≈≈≈≈≈≈≈≈≈≈≈≈≈

 人生贵在品德高，长寿来自精神好。

二、轻度的心理障碍

属于此层次的人虽然能维持正常生活，但受到明显的影响和干扰后，往往会表现出一些偏常行为，也可看作为心理疾病。传统分类把心理障碍分为神经症、人格障碍和精神病这三类。现在分类则更为详细地划分为情绪障碍、社会障碍和精神障碍（精神病）。大学生常见的轻度心理障碍主要由情绪障碍和社会障碍这两方面构成。

1. 情绪障碍

青春期的大学生都有过情绪波动的体验，若这种情绪波动过大，诸如严重躁狂、抑郁、焦虑和恐惧等症状反复和交替出现时，那就是情绪障碍。大学生常见的情绪障碍有焦虑症、恐怖症、强迫症、情感症中的抑郁症等、心因性疾病中的疑病症。

焦虑症是一种通常并非由焦虑刺激引起，而是以焦虑情绪体验为主，同时伴随植物性神经系统功能紊乱的神经症。具体的表现：既无确定对象，又无具体内容的不安和害怕，或反复呈现不祥感，似乎大难临头，但又说不出具体原因。表情紧张，双眉紧锁，皮肤苍白和多汗；躯体方面表现为口干、消化不良、胸闷、心慌、昏厥感、尿频等。对大学生来说，这一般是由持续的高度精神紧张造成的，这种现象在重大考试中很容易出现。

恐怖症也称恐惧症，指对某些特殊环境或事物所产生的强烈恐惧或紧张不安的内心体验，并出现回避反应的一种神经症。可分为特定恐惧症（像猫、狗等动物，还有流血、黑暗、死亡等）、场所恐惧症（如高空、广场、电梯、各种交通工具等）、社交恐惧症。大学生心理问题中常见的是第三种症状，社交恐惧症往往是因为对他人的评价、注意等过分地敏感和缺乏自信而引起的。

强迫症，是以强迫症状为主的神经症，特点是有意识的自我强迫与反强迫并存，且冲突强烈，极力抵抗却无法控制和摆脱，因而感到焦虑

遗忘有益于健康，忧令人老，愁令人衰。

第三章 心理卫生

和痛苦。包括强迫观念、强迫情绪、强迫意象和强迫行为等。如在去车站的路上，总觉得车票忘带了，然后反复检查自己的包；上课时总觉得手机在响，不断从书包中拿出手机来看；在看书时，只看某一页，反复地看，就怕这一页的知识没吸收进去；等等。

抑郁症，是一种情感症，以显著而持久的情感或心境改变为主要特征，其主要表现为情绪持久低落、兴趣丧失、思维迟钝、意志行为减少，严重者伴有自杀观念和行为，部分抑郁症患者会出现幻觉和妄想。有专家表示，在高校自杀身亡的学生中，有60%的大学生都与抑郁症或精神分裂症等精神疾病有关。

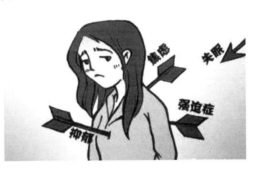

疑病症，是一种心因性疾病，患者对自身健康状况或身体的某一部分功能过分关注，怀疑患了某种严重的躯体或精神疾病，但与其实际健康状况不符，虽然医生对疾病解释或客观检查正常，却仍然不能消除其固有的成见。通常，患者伴有紧张、焦虑和抑郁等症状。当大学生出现此心理问题时，应有意改善自己的人际交往关系，扩大社交范围，使得对自己的过分关注转向外部世界。

2. 社会障碍

社会障碍主要包括性心理障碍和人格障碍。大学生常见的社会障碍主要表现为人格障碍。

人格障碍是人格特征明显偏离正常、适应不良的异常行为模式，往往由遗传、婴幼儿期缺乏母爱和不良的社会风气共同作用而形成，其中，幼年家庭心理因素起了主要作用。人格障碍可分为偏执型、分裂型、冲动型、强迫型、表演型、反社会型等。其中分裂型人格障碍以观念、行为和外貌装饰奇特，情感冷漠以及人际关系明显缺陷等为主要特

 珍惜黄金，不如珍惜生命。

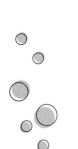
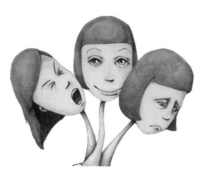

点；反社会型人格障碍是以行为不符合社会规范、经常违法乱纪、对人冷酷无情、无自责感为主要特点。

总之，处于轻度心理障碍状态的人，其心理活动的外在表现与生理年龄不相称或反应方式与常人不同，往往对障碍对象（如敏感的事、物及环境等）有强烈的心理反应，而对非障碍对象表现很正常。因此，需要进行心理咨询或一般治疗。

三、严重的心理疾病

在所有心理障碍中，最严重的心理疾病就是精神障碍，也称精神病。精神病患者因大脑功能失调，导致认知、情感、意志和行为等精神活动出现不同程度的障碍，常见幻觉、妄想，并常常不承认自己的病态，拒绝求医，不能完成其社会功能，痛苦感极为强烈，需心理医生的治疗。治疗时，一般采用心理治疗和药物治疗相结合的综合治疗手段。大学生中常见的精神病有精神分裂症、情感性精神障碍和反应性精神病。

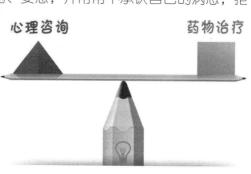

（1）精神分裂症是最常见的一种精神病，早期主要表现为性格改变，如不理睬亲人、不讲卫生、对着镜子独笑等。病情进一步发展即表现为思维紊乱，病人的思考过程缺乏逻辑性和连贯性，言语凌乱，词不达意，此外较典型的症状还有妄想与幻觉。

（2）情感性精神障碍。发病时，情绪会异常兴奋或低落，或兴奋

没病天天困，无病困成病。

第三章 心理卫生

和低落的情绪交替出现。分为躁狂症、抑郁症和躁狂抑郁症。在大学生中，某些心理刺激，如强烈的惊吓、尖锐的批评等引起的过度焦虑与紧张，都是致病的诱因。

（3）反应性精神病又称心因性精神病，由剧烈持久的精神紧张或精神创伤直接引起（一般无人格上的缺损）。在大学生中，由于生活中的不幸遭遇（如发生亲人突然死亡、严重身体伤害等情况）及长期的思想矛盾（如学习上的挫折、人际纠纷等）可导致此病发生。患者正确对待精神因素或精神因素消除后，症状即可消失，而且愈后良好。

心理知识拓展

心理电影推荐

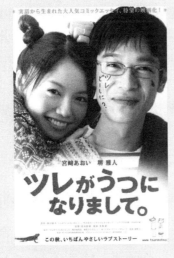

《我的丈夫得了抑郁症》

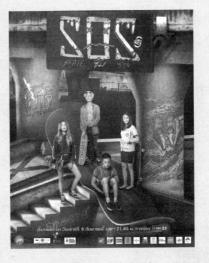

《极限S：滑板篇》

 屋里清，心里净。勤穿勤脱，胜似吃药。

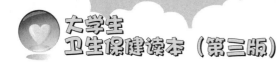

第六节　突发公共事件下的心理健康

一、突发性公共事件的概念

2007年11月1日起实施的《中华人民共和国突发事件应对法》中将"突发事件"界定为"突然发生，造成或者可能造成严重社会危害，需要采取应急处置措施予以应对的自然灾害、事故灾难、公共卫生事件和社会安全事件。"

突发公共事件主要分为以下四类。

（1）自然灾害。主要包括水旱灾害、气象灾害、地震灾害、地质灾害、海洋灾害、生物灾害和森林草原火灾等。

（2）事故灾难。主要包括工矿商贸等企业的各类安全事故、交通运输事故、公共设施和设备事故、环境污染和生态破坏事件等。

（3）公共卫生事件。主要包括传染病疫情、群体性不明原因疾病、食品安全和职业危害、动物疫情以及其他严重影响公众健康和生命安全的事件，例如2003年的SARS（非典型性肺炎）、2019年的新型冠状病毒肺炎。

（4）社会安全事件。主要包括恐怖袭击事件、经济安全事件和涉外突发事件等。

各类突发公共事件按照其性质、严重程度、可控性和影响范围等因素，一般分为四级：Ⅰ级（特别重大）、Ⅱ级（重大）、Ⅲ级（较大）和Ⅳ级（一般）。对突发事件进行分级，目的是落实应急管理的责任和提高应急处置的效能。Ⅰ级（特别重大）突发事件由国务院负责组织处置，如汶川地震，南方19省雨雪冰冻灾害；Ⅱ级（重大）突发事件由

 人生没有如果，只有后果和结果。

第三章 心理卫生

省级政府负责组织处置；Ⅲ级（较大）突发事件由市级政府负责组织处置；Ⅳ级（一般）突发事件由县级政府负责组织处置。

二、突发公共事件下常见的心理症状

1. 焦虑

焦虑是指一种缺乏明显客观原因的内心不安或无根据的恐惧反应，是预感到不利情景的出现而产生的一种担忧、紧张、不安、恐惧、不愉快等的综合情绪体验。焦虑伴有明显的生理变化，表现为心悸、血压升高、呼吸加深加快、肌张力降低、口干、胸闷、出冷汗、双手震颤、失眠、厌食、尿频、便秘、腹泻等。焦虑时往往会有不合理的思维存在。

焦虑自评量表（SAS）可以客观反映焦虑症状的程度。通过自我心理调节、心理治疗及适当的抗焦虑药治疗，焦虑者大多能康复。

2. 抑郁

抑郁是以情感低落、哭泣、悲伤、失望、活动能力减退，以及思维、认知功能迟缓等为主要特征的一类情绪体验。

抑郁常见的表现是以情绪低落为主要特征，表现闷闷不乐或悲痛欲绝，另外还伴有下述症状：①对日常生活丧失兴趣，无愉快感；②精力明显减退，无原因的持续疲乏感；③自信心下降或自卑，或有内疚感；④失眠、早醒或睡眠过多；⑤食欲不振，体重明显减轻；⑥有自杀或自杀的观念或行为；⑦性欲明显减退；⑧注意力集中困难或下降；⑨联想困难，自觉思考能力显著下降。抑郁心境一天中有较大波动，常以早上最重，然后逐渐减轻，到晚上最轻。

抑郁自评量表（SDS）可以客观反映抑郁症状的程度。通过自我心理调节、心理治疗及适当的抗抑郁药治疗，抑郁者大多能康复。

3. 幻觉

幻觉是指在没有客观刺激作用于相应感官的条件下而感觉到的一种真实的、生动的知觉。错觉则是具有真正的外在刺激，但反应错误的

不怕穿得迟，就怕脱得早。

认知。幻觉是知觉障碍的一种,主要分为幻听、幻视、幻触等,最常见的是幻听、幻视。幻觉多出现在精神病状态下,正常人有时在紧张、疲劳、高烧等情况下也可出现。

出现幻觉,应及时找心理医生或精神卫生医生进行心理治疗或配合药物治疗。当幻觉出现时,主动转移注意力,丰富日常生活,幻觉是会消失的。

4. 妄想

在精神病领域,妄想是一种难以纠正的病态信念,与现实不符,与个人处境和文化中公认的信念也不一致。原发性妄想按病人的生活经历和人格是无法理解的;继发性妄想在病态心理学上可以理解,它源于其他精神症状或障碍,如情感障碍或牵连观念。

通过药物治疗和心理治疗,有些病人可即时好转,但有些则较难治疗,甚至可持续终生。若给以适当治疗,大部分病人仍可维持相对正常的社会生活。但也有病人不能自我照顾。

5. 意识障碍

意识障碍是多种原因引起的一种严重的脑功能紊乱,为临床常见症状之一。意识是指人们对自身和周围环境的感知状态,可通过言语及行动来表达。意识障碍系指人们对自身和环境的感知发生障碍,或人们赖以感知环境的精神活动发生障碍的一种状态。意识障碍的类型:嗜睡、昏睡、昏迷、去大脑皮质状态、谵妄。

三、心理危机(心理急诊)干预及自我调适法

1. 心理危机概述

心理危机(psychological crisis),是指个体在遇到了突发创伤事件或面临重大的挫折,当事人自己既不能回避,又无法用自己的资源和应激方式来解决时所出现的应激性心理反应,这种反应可能造成对生命的威胁。也称为心理急诊(psychological emergency)。

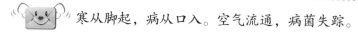
寒从脚起,病从口入。空气流通,病菌失踪。

第三章 心理卫生

心理危机干预（psychological crisis intervention）就是从心理上解决迫在眉睫的危机，使症状得到立即缓解和持久的消失，使心理功能恢复到危机前水平，并获得新的应对技能，以预防将来心理危机的发生。也称为心理健康急救（mental health first aid）。心理危机干预的时限：出现心理危机后72小时内进行心理健康急救。

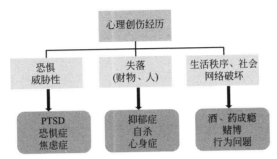

心理危机问题与心理卫生工作

2. 自我调节技术

（1）身心放松训练。放松训练，又称松弛反映训练或自我调整疗法，是指通过机体主动放松来增强对机体自我控制力的一种方法。放松状态是一种平静的心理状态。

放松训练的核心在于集中意念，重点是"静""松"二字："静"是指环境要安静，心境要平静；"松"是指在意念的支配下使情绪轻松、肌肉放松。找一个安静的场所，最好是单人房间，客厅、卧室皆可，有一把软椅或沙发，然后松开所有紧身衣物（如领带、皮带等），摘下有碍放松的首饰、眼镜等物品，脱掉鞋、帽，以便减少不必要的刺激，轻松地坐在软椅里或沙发上，双臂和手放于扶手之上，双腿自然前伸，头和上身轻轻靠住椅背或沙发后背。

腹式呼吸是一种常用的呼吸放松方法，你可以依照以下指导语来进行自我放松训练：请舒适地坐在椅子上，将你的右手轻轻地放在你的腹部，然后缓缓闭上双眼。请将注意力集中在自己的呼吸上，按照

 若要身体壮，饭菜嚼成浆。

我所说的来呼吸。请先轻轻地吸一口气，然后把气体从口里慢慢地吐出，边吐边注意使腹部凹进去，在心中默默从"一"数到"十"，待空气完全吐出后，轻轻闭上嘴，用鼻子慢慢地吸进空气，边吸边注意将腹部渐渐鼓起来，从"一"数到"十"；吸足了气之后屏住呼吸，从"一"数到"五"，然后再将气体从口和鼻孔里轻轻地吐出来，边吐边注意让腹部凹进去，每次吐气时注意集中地默默地数数，从"一"数到"十"，请按照以上的步骤，继续做5次同样的呼吸。然后慢慢睁开双眼。

（2）积极思维法。积极或乐观思维，是改善对现实悲观的看法，而不是改变事实，比如想象、只关注此时此刻、积极的自我对话和权衡利弊。

① 想象。通过想象，训练思维"游逛"，如"蓝天白云下，我坐在平坦绿茵的草地上""我舒适地泡在浴缸里，听着优美的轻音乐"，在短时间内放松、休息、恢复精力，你会觉得安详、宁静与平和。适度的想象可以带来希望，让人充满力量，获得宁静，但过度的想象就会让人脱离现实，沉浸在纯粹的空想当中。

② 专注此刻。很多抑郁、焦虑者的痛苦都来自于悲观地回忆过去或不看好未来。而需要注意的是，除了过去和未来，此时此刻的状态才是真正拥有和可以把握的。专注此刻包括全神贯注做现在正在进行的事，比如阅读、书写、洗衣服、整理文件、打扫房间、修理东西等。

③ 积极的自我对话。自我对话就是自己给自己加油打气，自我鼓励，可以调节自己的心境、感情、爱好、意志乃至工作能力。比如遭遇挫折时，安慰自己"我们一定能战胜""这种情况不会持续太久"，如果能辅以一些证据支持，效果更好。

④ 权衡利弊。许多过去有不良经历或严重心理创伤的人在痛苦的压力和危机面前会不考虑后果，容易采取自我伤害或冲动伤人行为。我们主张用一张纸和一支笔画出四格表，比较某种行为的利与弊，并且多从长远利益来比较，然后鼓励采用更有利的行为去摆脱痛苦。

饭前便后洗净手，细菌虫卵难进口。

第三章 心理卫生

心理知识拓展

心理实验：如何和压力做朋友

蒲兰和布朗等人于2013年开展了一个更为有趣的研究，他们针对压力与死亡率开展研究，最终发现，利他行为较多的个体，在同等压力情境下，他们的死亡率更低。这意味着，利他行为带来的归属感、道德感和愉悦感能够有效舒缓压力给身体带来的紧张感。结合压力对人类寻求社会支持的作用来看，实际上，如果我们能够更好地认识压力，更积极地求助，也更积极地去帮助他人，我们也将获得更高的寿命以及更好的生命质量。

干干净净一身轻，不干不净百病生。

第四章
性与卫生

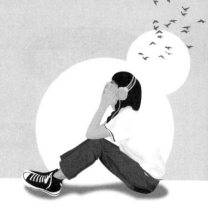

随着世界文明和科学技术的发展，人类对健康与卫生保健的需求不断提高，其中包括性学以及性卫生保健知识。当前大学生所面临的性问题主要包括：因性成熟普遍提前来临引起的"早恋"成风，婚前性生活，未婚先孕与流产，生殖系统疾病，荒唐行为引起的性传播疾病等等。所以，学习了解基本的性卫生保健知识十分重要。

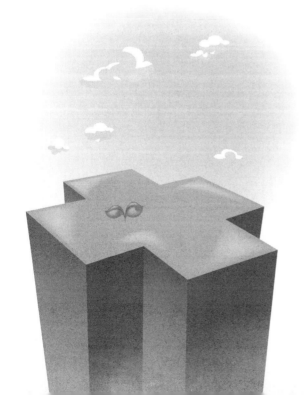

第四章　性与卫生

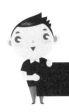

第一节　大学生性心理特征

一、性渴望

进入青春期以后，性器官的成熟及第二性征的出现，唤起了青少年对性和异性的好奇。对处于青春期的青少年来说，世界似乎一下了充满了性的诱惑，对性器官、异性之间的关系充满了好奇，迫切需要获得对各种性的疑惑的解答，因而出现了对性知识的渴求和兴趣，这种现象被称为性渴望。

性渴望的程度因人而异，有的敏感，有的平平，有的强烈，有的微弱；有的主动追求，有的被动产生；有的付诸行动，有的停留在想象中。然而，不论差异如何，在性欲驱使下的性渴望，使青少年的性心理与以往任何年龄阶段都具有本质不同的表现。

性渴望的心理是青少年性心理发展的必然产物，是正常的现象，性知识与其他科学知识一样，是人类在不断认识自身的过程中探索出来的发展规律，是文明和智慧的结晶。了解和掌握正确的性知识，不仅有助于青少年破除性的神秘感，促进生理发育和心理健康，而且对其一生的健康和幸福都有重要的影响。

二、性萌动

性萌动是指青春期的性冲动。在女子进入月经期、男子首次遗精之后，随着性器官的成熟、性意识的增强，就会出现性萌动。这种现象有时是自然发生的，有时是在看涉及性内容的书刊、影视、黄色录

 生气催人老，笑笑使年少。笑一笑，百病消。

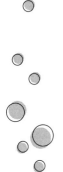
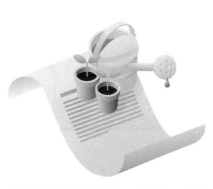

像，或偶尔与异性身体接触的情况下产生的。对性萌动的困惑、恐惧、苦恼、自责与兴奋、激动的心理交织在一起，自制力较弱、道德观念不强的人在性的引诱下，可能出现越轨行为。

性成熟的青少年出现性萌动是一种正常的生理现象。但是，性欲的满足要符合社会的规范，要受社会法律的制约。青少年应该通过性知识的学习，提高健康的性意识水平，增强心理的自控能力；要树立崇高的理想，努力学习科学文化知识，爱好健康的文娱体育活动，用社会主义精神文明约束自己，抗拒诱惑，驾驭感情，淡化性冲动。

三、性梦幻

所谓性梦幻，是指人在清醒的状态下所出现的一系列带有性色彩的心理活动，又称性幻想、白日梦。青少年对性的渴望、对异性的倾慕随着生理和心理的成熟越来越强烈，但由于道德和法律规范的限制，不能与异性结合，有时便会想入非非，在由自己想象而构成的梦境中寻求心理的满足。性梦幻的方式因人而异，有的是自己编造情节，有的是借用影视或小说中的情节和其中的爱情主角，移花接木，随心所欲地将情节展开，像连续剧一样，一集一集地演下去；有的把它写成小说样的日记，经常翻阅，十分愉悦。青少年偶然产生的这种富于戏剧性的性梦幻，是正常的自然的心理现象，但如果经常以幻境代替现实情境，就可能引起心理失常，影响学习和心理的健康发展，应当加以注意和调节。

 一瞬间的忍耐是长久安乐的源泉。

第四章　性与卫生

第二节　性心理的卫生与自我调节

一、掌握科学的性知识

了解和掌握性知识，有助于破除性的神秘感。性禁锢会造成"性神秘"，越是"神秘"，就越想知道，结果反而从旁门左道接收错误的性信息，导致性心理误区。科学的性知识是进行性心理自我调节的知识基础。

二、树立远大的志向

从心理学的角度来看，志向越远大，事业心越强，追求越执着，越能专心致志地为实现预定的目标而创造性地活动，转移由于性成熟而带来的烦恼，精力集中在学习和工作上，就不会有太多的时间为有关性的问题而过分烦恼。

三、发展兴趣以陶冶情操

年轻人当过剩的精力无处发泄的时候，容易做富有色情的事。所以，年轻人应当努力发展自己的兴趣、爱好，参加健康的业余活动，充实自己的生活，这样即使在生活中遇到苦闷、焦虑和不安，也会由于兴趣、爱好的广泛，从健康的活动中找到慰藉，以保持心理的平衡，性心理也会自然地得到调节。

　笑笑乐乐散散心，不笑不乐要生病。

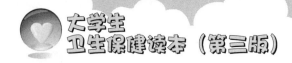

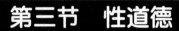

第三节　性道德

性道德是指人类调整两性性行为的社会规范的总和,也是规定每个人性行为应当遵守的道德规范,为了维持社会秩序的稳定,保证社会生活的正常进行,需要用这种规范来约束人们的性行为。性道德标准如下。

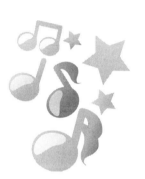

（1）双方自愿原则。自愿是以不违反社会公德为前提。

（2）无伤原则。不伤自己,不伤对方,不伤后代,不造成精神污染。

（3）爱的原则。躯体感受与心理感受有机融合。

（4）婚姻缔约原则。圣经上有句名言："性交只有在结婚的床上才是合乎道德的"。

（5）科学计划生育原则。

（6）性禁忌原则。某些遗传病及家庭伦理道德都有性禁忌要求。

在我们的社会中,性的满足只有通过婚姻才合法,才合乎道德。性不是个人生活小节,人的爱情应是通过理智、意志、情感的交融这些中间环节来实现的。青年男女应当自然地、坦率地、友好地进行正常交往,加强了解,发展友

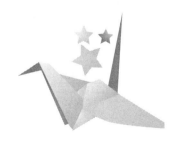

 知足常快乐,无欲永平安。

第四章 性与卫生

谊，珍惜情感，共同进步。要防止因一时的冲动而非法发生两性关系，给双方造成莫大的不良影响。大学生需要学习和掌握各种科学文化知识，提高自己的聪明才智，丰富自己的精神生活，发展个人的兴趣特长，这对青年时期尚不成熟的性欲的淡化和转移可以起到疏导作用。

第四节 如何预防和应对性侵犯

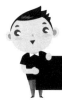

（1）树立正确的人生观，胸怀远大的理想，明确基本的道德观念，增强辨别是非、善恶的能力和自我保护的能力。

（2）有防范性侵犯的意识，无论是陌生人还是熟悉的人，依据他们的行为表现做出决定，提高警惕，防止受骗上当。

（3）不看黄色淫秽的书报杂志和影视录像，少出入电子游戏厅、台球室、歌舞厅、酒吧等场所。要注意自尊自爱。

（4）不要单独一个人活动，尤其是女生尽量不要单独到僻静和隐蔽的地方，以免发生意外而无人救助。

（5）外出活动要征得父母的同意，并详细告知自己的交通工具、目的地、与谁有约以及预定归来的时间，并尽可能避免走偏僻捷径，更不要天黑后独自外出。

（6）不要轻易告诉他人有关家里的计划和日常安排，不能轻信陌生人，更不能单独和陌生人外出或给陌生人带路。

 一片忠诚是长寿之本，满怀善良是快乐之源。

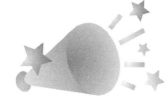

（7）要与行为不检点的人保持一定的距离，更不要接受陌生人赠送的钱财和礼物；不搭乘不熟悉的人或了解不深的人的车；不乘坐无证经营的出租车或长途汽车，即所谓的"黑车"；遇到跟踪，赶快走入附近的商店或可靠的住家，或打电话要求家人来接。

（8）不要单独在异性朋友家过夜；不要尝试用性行为的方法表达感情。

（9）遇到性骚扰或猥亵电话，要理直气壮地予以斥责和抵制，勇于抗争，大声呼喊，义正词严地表明自己的立场，态度要明确，口气要坚决、还要善于使用身体的防卫技巧，如语言坚决、动作利索、神情愤怒、行为果断。

（10）遇到严重的性侵犯要保持镇静，不要惊慌失措，要大声斥责和呼救，并迅速跑向人多的地方，利用士气和群体的力量吓退对方。

（11）自己的行为举止要端正，衣着要大方得体。

（12）与异性约会，要拒绝吸烟、用药及酗酒，否则，这些东西都会使你的判断能力减弱。

（13）会拨打110报警，或牢记救援者（家长和老师）的联系电话，多记一个多一份保护。

（14）发生性侵害事件，应当立刻向父母、老师、可靠的亲人或朋友说出事实，必要时运用法律手段保护自己的合法权益。

 说出口是话，闷在心是病。

第四章 性与卫生

第五节 手淫与健康

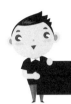

一、手淫是本能行为

性自慰是灵长类和较低等的动物中广泛存在的普遍现象，无论是野生的或圈养的动物都有这种行为。在人类发展进程中，在任何社会形态中都存在自慰的手淫。因此，从古到今，手淫这种自慰现象是自然、本能行为的重要组成部分，是自发形成的行为。

二、手淫对人体无害

手淫是以手或其他物体刺激性器官获得性满足，性交则是以异性生殖器官抽插以获得性满足，两者形式不同，但刺激的物理性质是相同的。从生物学、心理学、物理学的观点分析，手淫与性交没有本质的区别。手淫是正常的生理现象，是解除性紧张的性自慰方式，对身体没有不良影响。有些现代生物学家认为，过度手淫可能对身体有害，应该避免。

对过度手淫极难界定。性学家认为，当一个人达到性满足以后，对再增加的性活动会感到厌恶，就会在一段时间内自动停止自我性刺激。因此，没有必要担心手淫过度的问题。笔者个人认为，手淫也可避免性冲动引起的性犯规或性犯罪。

有人认为，手淫可能对身体有利：

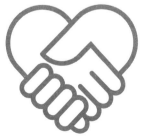

 防病宜从早，百岁诚可期。

（1）高度性唤起同时伴有内、外生殖器血管的极度紧张，如果不通过性高潮来放松，会引起性痛感和不适；当其他性高潮宣泄途径无法实施时，手淫可能是方便而有效的放松手段；

（2）手淫时心率加速、血流速度加快、肌肉的收缩与放松都是有益于身体健康的；

（3）手淫带来的性快乐使相关活性物质刺激大脑边缘系统，还可以改善情绪状态，有益于心理健康；

（4）随着性发育和性成熟，青少年产生性需要和性冲动，尤其在性激素增加的同时，耳濡目染各种色情信息，性要求的欲望越来越强烈；然而，现实道德和法律的制约使其无法满足性要求，于是本能地出现了手淫。因此，可以认为手淫是性欲的合理表达，有益于心理、社会的稳定。

三、手淫的不良影响

手淫可能使一些青年出现失眠、乏力、记忆力减退等，主要是人们错误宣传"道德败坏"和"危害健康"等造成的精神压力导致的不良后果，并非手淫本身引起的，而是对手淫的畏惧和内疚的心理反应。

频繁的手淫指每日一次或每日数次，对身体无益，因为性器官受到频繁的刺激会造成性功能障碍，尤其是男性中老年后及婚后会出现阳痿，影响精液的质与量，女性则影响婚后的性满足。

手淫中需避免一些错误的方式：如男性将异物（笔杆、塑料丝、铁丝、小草棍等）插入尿道，以求获得快感，在无意或无法控制的情况下，造成泌尿系统异物停留、尿道梗阻；女性手淫时，将钢笔、筷子、果核、胡萝卜、小灯泡等塞入阴道，造成阴道黏膜损伤或感染。

总之，手淫尽管对性活跃期青年具有积极的方面，并且也可以作为

 不要用珍宝装饰自己，而要用健康武装身体。

第四章　性与卫生

短期的替代措施，或在夫妻性生活中作为前奏的爱抚手段，然而人类性发育的自然过程应该从性自慰过渡到成年的异性性生活，这才是众所期望的。

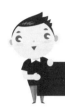

第六节　性传播疾病与防治

性传播疾病（sexually transmitted disease，STD，简称性病）指主要由性行为导致的性器官间和性器官外接触传染的疾病。中国《性病防治管理办法》根据国情，将梅毒、淋病、艾滋病、软下疳、性病性淋巴肉芽肿、非淋菌性尿道炎、尖锐湿疣、生殖器疱疹等8种疾病列为性病监测报告的病种。《中华人民共和国传染病防治法》把艾滋病、淋病、梅毒3种性病列为乙类传染病。

近20年来，随着人们思想意识和生活方式的变化，性病在中国死灰复燃并迅速蔓延，近年感染率迅速增加，性病对人群健康及社会经济的影响越来越大。性病给患者带来了很大痛苦，若不及时治愈则容易转成慢性疾病，还可导致不育症、生殖器畸形缺损、皮肤毁坏及特征性后遗症等。性病患者可能出现心理障碍，也可能面临严峻的社会问题和经济负担。性病不仅危害患者的身心健康，而且祸及子孙后代，对家庭幸福、社会安定和民族的繁荣昌盛构成严重威胁。下面介绍最常见的几种性病的知识（艾滋病、淋病、梅毒、尖锐湿疣、生殖器疱疹）。

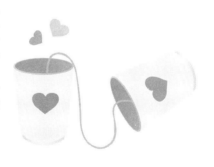

　疾病是弹簧，你弱它就强。

一、艾滋病

见第九章艾滋病的预防一节。

二、淋病

1. 什么是淋病

淋病是由淋球菌引起的一种性病。典型病变是泌尿生殖系统黏膜的急慢性化脓性感染症。在临床上,男性淋病主要表现为急性尿道炎,女性淋病表现为急性宫颈炎及盆腔炎,如不及时治疗,可经血行播散到其他器官或组织。淋病可发病于任何年龄,男性的高发年龄为20～24岁,女性为15～19岁。

2. 淋病的传染源和传播途径

淋病的传染源是感染淋菌的患者和携带者。淋病主要通过不洁性交传播,成人几乎都是通过性交感染的,异常性交方式如口交、肛交等可使咽喉及直肠感染;其次,通过污染的衣裤、床上用品、毛巾、浴盆、马桶等感染;再次,患淋病的孕妇通过胎膜破裂感染胎儿,患淋病母体经产道引起婴儿感染;淋病还可以通过医务人员的手和器具引起医源性感染。

人类对淋球菌无先天免疫性。淋球菌抵抗力弱,对热敏感,60℃条件下1分钟内死亡。被淋球菌污染的衣裤等物经煮沸数分钟即可达到灭菌目的。淋球菌喜潮湿,怕干燥,在干燥的环境中1～2小时即死亡,但在微湿的衣裤、毛巾、被褥中能生存18～24小时。常用消毒剂或肥皂液数分钟就能使该菌灭活。

感染淋病后,潜伏期一般为1～14天,平均为2～5天。临床症状一般在感染72小时之后发生,但由于受机体抵抗力、淋球菌繁殖速度及其致病力、日常用药情况、患者反应及耐受状况等因素影响,部分患者无主观和客观体征及临床症状。感染可累及尿道、子宫颈、直肠、咽部。

 是药三分毒,无虚不可补。

第四章 性与卫生

3. 男性淋病的临床表现

（1）尿道口红肿，可延及龟头和包皮；

（2）有黄绿色脓液滴出；

（3）伴有尿频、尿急、尿痛；

（4）腹股沟淋巴结肿大；

（5）可继发睾丸炎、前列腺炎。

4. 女性淋病的临床表现

（1）淋病性宫颈炎、子宫内膜炎、黄绿色脓性白带；

（2）继发输卵管炎、盆腔炎、腹膜炎等，月经后突然高热、腹痛或腹膜刺激征；

（3）尿道淋病，尿频、尿急、尿痛。女性感染淋病后80%无明显症状，但具有传染性。继发不孕症的发病率约为20%。

5. 淋病的治疗

淋病是一种极容易传染和重复感染的性病，常常合并衣原体等感染。淋病的治疗原则应做到：早期诊断、早期治疗；及时、足量、规范用药；性伴侣应同时接受检查和治疗；治愈标准是症状、体征全部消失，治疗结束4～7天患部取样进行淋球菌培养，结果呈阴性。药物治疗：

（1）头孢曲松250mg肌内注射，每日2次，连续7天；

（2）环丙沙星500mg每日口服1次或诺氟沙星400mg每日口服1次，连续7天。另外，治疗期间应注意休息，禁止剧烈运动，避免能引起精神高度兴奋的因素；治疗期间严禁性生活；清淡饮食、多喝水、禁饮酒、咖啡、浓茶等刺激性食物；局部要注意保持卫生，勤清洗，勤换内裤。有包皮过长或包茎者应该用1/8000高锰酸钾溶液泡洗。

三、梅毒

1. 什么是梅毒

梅毒是由梅毒螺旋体引起的一种慢性全身感染的性病，早期主要侵

小病不治，大病难治。

犯皮肤、黏膜，晚期可侵犯全身组织特别是心脏及神经系统。临床表现多种多样，可以多年无症状，呈潜伏状态。

中华人民共和国成立前，梅毒在中国性病流行中占首位。中华人民共和国成立后，政府取缔了娼妓，控制了传染源，控制了梅毒流行，到1964年全国已经基本消灭梅毒。但到了20世纪80年代初，人们的性观念发生了变化，人口流动频繁，梅毒再次出现，20世纪90年代发病率呈上升趋势。梅毒传播方式以非婚性接触为主，占73.8%。

2. 梅毒的传染源和传播途径

梅毒的传染源是梅毒患者。传播途径如下。

（1）性接触传染。这是最主要的传播途径，约占95%以上。未经治疗的梅毒患者在感染后的前2年内最具有传染性。

（2）母婴传播。患梅毒的孕妇可以通过胎盘使胎儿感染。一般多发生在妊娠4个月以后，可导致流产、早产、死胎或分娩先天梅毒儿。

（3）其他途径，如接吻、哺乳等；也可通过患者的衣裤、毛巾、食具、剃刀及牙刷等传染；输入梅毒患者血液也能导致感染。

人类对梅毒无先天免疫性，尚无疫苗接种进行人工免疫，感染后可获得免疫，但持续时间不长，痊愈患者仍可再感染。梅毒患者感染艾滋病的危险性是正常人的4～5倍。

3. 梅毒的临床表现

（1）一期梅毒。感染后潜伏期为2～3周，典型的初发皮疹称为硬下疳。硬下疳为圆形或椭圆形硬结，一般为单个，稍高出皮面，呈肉红色糜烂面或浅表性溃疡，无疼痛，内含大量梅毒螺旋体，多发生在外生殖器，少数见于肛门、口唇、舌、乳房等。硬下疳出现1～2周后，腹股沟或患部淋巴结可出现肿大、质硬、不融合、不破溃、无疼痛现象。硬下疳未经治疗可在3～6周内自行消退，如经抗梅毒治疗，可迅速消退。

（2）二期梅毒。多由于一期梅毒未经彻底治疗。螺旋体由淋巴系统进入血液循环而播散全身，引起多处病灶，可侵犯皮肤、黏膜、眼、骨骼、内脏、心血管及神经系统等，以皮肤、黏膜损害为主。皮损分布广

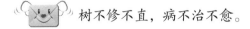
树不修不直，病不治不愈。

第四章 性与卫生

泛、对称，皮疹型多种多样，如斑疹、斑丘疹、丘疹、脓疱疹、扁平湿疣等，在掌、跖部有肉红色或褐棕色鳞屑性斑疹，具有特异性诊断价值。黏膜损害可见于口腔、咽喉、生殖器。二期梅毒的皮疹传染性很强，血清试验的阳性率最高。二期梅毒症状可不经治疗而自然消失，再度进入潜伏状态，称为二期潜伏梅毒。

（3）三期梅毒。梅毒感染4～5年后，即可发生三期梅毒，三期梅毒的特点是数目少且分布呈局限性，组织力破坏较大，可分为良性晚期和恶性晚期梅毒。三期恶性晚期梅毒常累及全身各个组织器官，如侵犯心血管系统，可引起梅毒性主动脉炎、主动脉瓣闭锁不全、主动脉瘤；若累及神经系统，可引起脊髓痨和麻痹性痴呆。

4. 梅毒的治疗

（1）治疗原则。一经确诊，应早期、足量、规范用药治疗，治疗后定期随访。传染源及性伴侣需同时接受检查和治疗。治疗期应禁止性生活。

（2）治疗方案。对一般梅毒患者可采用青霉素疗法。对青霉素过敏者，改用四环素、红霉素等。皮疹可外涂红霉素软膏、环丙沙星软膏或百多邦软膏。

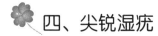

四、尖锐湿疣

1. 什么是尖锐湿疣

尖锐湿疣又称生殖器疣，是由人类乳头瘤病毒引起的皮肤黏膜良性赘生物，是中国常见的性病之一，与生殖器癌的发生密切相关。

2. 尖锐湿疣传播途径

尖锐湿疣主要通过性接触直接传播；少数可通过接触被人乳头瘤病毒污染的毛巾、内裤、浴巾、浴盆等间接传染。

3. 尖锐湿疣临床表现

尖锐湿疣的潜伏期为1～8个月，平均为3个月。男性尖锐湿疣好

 体强人欺病，体弱病欺人。

发于阴茎、龟头、包皮、包皮系带、尿道口，同性恋患者好发于肛周和直肠部；女性好发于大小阴唇、阴道、宫颈、会阴、腹股沟等。生殖器以外部位，偶见于腋窝、脐窝、乳房。

初发表现为小而柔软的淡红色顶端稍尖的赘生物，然后逐渐增大、增多，相互融合形成不同形状，表面凹凸不平、湿润、柔软，呈乳头状、菜花状、鸡冠状。根部多半有蒂，易发生糜烂、渗液，其间有脓性分泌物淤积，有恶臭。由于分泌物浸渍，疣体表面呈白色、暗灰色或红色，易出血。

阴道和子宫颈的尖锐湿疣可表现为白带增多及性交后出血。直肠内尖锐湿疣可引起疼痛、便血和里急后重。

尖锐湿疣可并发其他一种或多种性病，如淋病、滴虫病、梅毒和衣原体感染。包皮过长、白带过多、合并淋病、合并衣原体感染时可促进尖锐湿疣的增生。

4. 尖锐湿疣的治疗

本病以局部治疗为主。（专科治疗）对于单个或巨大尖锐湿疣可采用电灼、激光、手术方法。全身疗法可用干扰素、白细胞介素2和抗病毒药物。

得病容易祛病难，治病就得挖根源。

第五章
体育卫生

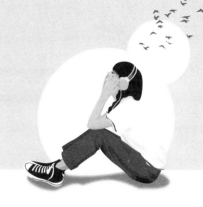

  运动可以促进人体新陈代谢、物质代谢，可以消除和减少某些疾病的发生，促进身体健康。当代社会人们已普遍认识到体育锻炼的重要性，经常参加体育锻炼已成为文明生活方式的标志之一。体育运动在大学期间既是一门重要的课程，也在校园生活中占据了很大一部分时间。开展体育活动，必须遵循一定的原则，方能获得满意效果，否则不但不能达到健身的目的，甚至会适得其反，危害健康。因此，学生在体育活动中一定要掌握和学习有关体育卫生方面的知识。

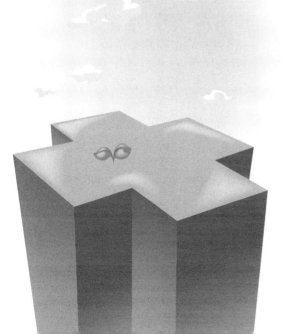

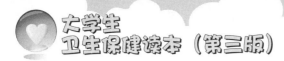

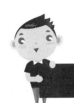

第一节 体育锻炼与身体健康

生命在于运动这一科学的观念已广泛得到人们的认可。青少年在生长发育阶段应积极参加体育活动,适当的体育锻炼是增进健康、增强体质最有效的手段。体育锻炼对人体各部分都起到即时和长远的作用,重点包含以下几方面。

一、对心血管系统的作用

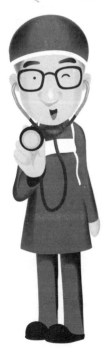

表现在体育锻炼后心率适当地增加,血流量增大,促使全身血液循环改善,这样日久心脏每搏输出量增加,而在安静时心率变慢。由于心脏输出量增大,血脂类代谢物质在血管壁沉积减少,故血管弹性良好。由于心肌供血改善,心肌发达增厚,这样心肌收缩力加强。由于心脏功能改善,能量物质增多,能量利用也发生变化。锻炼可引起动物心脏的肌球蛋白的ATP酶作用活性增强;有关研究指出:长期体育锻炼可使心肌糖元含量增加30%,肌红蛋白增加35%,己糖激酶增加80%,心脏摄取血糖能力增加165%,氧化血乳酸的能力增加260%,组织呼吸增加37%。

锻炼有素者心肌发达,神经调节功能更为灵活,心血储备量也大。例如在剧烈运动时,每搏最大输出量:

一般男子为140～160mL,而运动员为190～200mL;
一般女子为100～120mL,而运动员为150～160mL。

 目宜常运,脑宜常用。博学勤思,延年益寿。

第五章 体育卫生

每分钟最大输出量：

一般男子为27～30L，运动员为35～40L；

一般女子为18～20L，运动员为24～28L。

由于冠状动脉血流量改善，血脂类代谢物质在血管壁沉积减少，这对预防和改善高血压、冠心病有良好作用。

二、对呼吸系统的作用

通过肌肉活动所产生的二氧化碳，能刺激呼吸中枢，使呼吸加深加快，以促进二氧化碳的排出及氧气的吸收，这样，呼吸量也逐渐增大，肺泡剩余的气体也减少。运动时，肺泡张开的数量增多（平时仅有1/20张开），呼吸频率可达40～50次/分钟（平时为12～16次/分钟），每次吸入空气量可达2500mL，为安静时的5倍，每分钟通气量可达70～120L（安静时为6～8L）。游泳时，呼吸还要克服水给人体的压力，对呼吸肌锻炼更有力。

在体育锻炼时，呼吸和循环系统功能相应地增强，但都有一个限度，而供氧量也有一定限度。通常称这个限度为机体的最大耗氧量。经常进行体育锻炼的人上呼吸道疾病大大减少，有慢性病的人经过锻炼后肺功能也能得到改善。

三、对新陈代谢的作用

体育锻炼时体内物质的新陈代谢增加，能量消耗增加。如按10分钟走1公里的速度快步走，每分钟能量消耗比坐着工作学习时大3倍。参加一场篮球比赛时能量消耗比安静时增加20倍以上。能量消耗增加，也促进了体内消化吸收过程，以补充体内需要。根据体内"超量恢复"规律，在正常范围内，体育锻炼时能量消耗要在锻炼后加以恢复，并且超过原来消耗水平。

由于锻炼后恢复过程加强，需从外界吸取更多营养物质，因此，必然

 坐下腰不躬，立起要挺胸。

会促进消化吸收功能的加强。体育锻炼时，由于呼吸运动加强，膈肌活动范围加大，对促进消化道工作，加强消化功能也非常有利。同时体育锻炼还能促进腹肌力量，有利于维持正常腹部压力，促进消化吸收。体育活动还可以使人心情愉快，精神饱满，对消化吸收功能也有良好作用。适当的体育锻炼对消化不良、便秘、胃下垂等有积极辅助治疗的作用。

四、对肌肉、关节及骨骼的作用

体育锻炼时，血液循环加速，肌肉和骨骼能得到更多的营养，因此，肌纤维变粗，体积也增大，弹性增加，肌肉活动的能力和耐力也相应地提高。长期锻炼后，韧带更坚固、关节活动更灵活。通过骨细胞增殖，促进骨骼增长，加速钙化，使骨质更坚实。

经常参加体育锻炼者，其肌肉重量增加，可达体重的50%（一般人占体重35%～40%），主要是促使肌纤维变得粗壮结实。锻炼可使肌肉中具有储备氧作用的肌红蛋白含量增加，使肌肉能适应紧张工作。运动时，肌肉对氧及营养物质的需要大增，迫使肌肉中毛细血管大量开放，开放的毛细血管数量为安静时的15～30倍以上。还能促使肌肉中毛细血管数量增加，由于肌肉供血良好，肌肉变得粗壮。

由于运动时对骨的血液供应大大改善，使正在造骨时期的骨组织得到更多的营养物质，造骨过程进展加快；跑跳等活动对骨的压力也是对骨的一种机械刺激，对骨的生长有促进作用。此外，在室外活动，日光照射促进体内维生素D的生成，对骨的生长大有好处。

人体的体重可分为瘦体重和脂肪重量两部分，即体重等于瘦体重加脂肪重量。在瘦体重中，肌肉和骨骼所占的比例最大。经常进行体育锻炼可使瘦体重增加，体脂肪减少。

五、对神经系统的作用

运动器官的每一动作、身体各器官系统的生理活动都是以刺激的形式

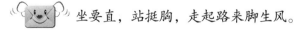

坐要直，站挺胸，走起路来脚生风。

第五章 体育卫生

作用于神经系统,这种刺激经过神经传导到神经中枢,使全身动作协调,使兴奋与抑制过程增强,神经活动的平衡性和灵活性也得到提高,身体各部分有良好的共济作用,使神经细胞反应灵活,迅速而又能工作持久,不容易疲劳。一般人从感受外界刺激信号(如看到光或听到声音)经过大脑皮层而产生的反射活动,反应潜伏期往往需要0.3～0.5秒,而运动员只需0.12～0.15秒,中国优秀乒乓球运动员平均需0.1秒,个别仅需0.07～0.09秒,比一般人快3～5倍。运动休息能把因疲劳而降低的视觉和听觉感受力提高30％,因而人们在运动后感觉精神饱满,思维敏锐。适当运动可使原来兴奋的那些神经细胞抑制得更完全,休息得更充分,到工作时就能提高工作效率,对用脑过度的失眠者有改善作用。

六、体育锻炼与内分泌、免疫

体育锻炼可刺激几种激素的分泌,如生长激素、皮质素以及儿茶酚胺,这与体育锻炼时的新陈代谢增强有关。在运动时,血清雄激素含量也提高,它可协同生长激素加速青春期的生长。因而经常进行体育锻炼的人,其身高要比不参加或少参加体育锻炼的人为高。

适当的体育锻炼可以促进青春期的体格发育、第二性征发育等,但过度锻炼对女性月经初潮有延迟影响。

经常锻炼的学生,其非特异性免疫如淋巴细胞转化率等比一般学生高,白细胞暂时增多,中性白细胞吞噬能力增加,肝功能良好。

第二节 体育运动的自我保护

如果体育运动前准备活动不充分,或运动前身体机能状况不良,则容易发生运动创伤和疾病,因而必须加强自我保护和自我监督,以防

 淡泊名利是健康的稳压器;无忧无虑是健康的无价宝。

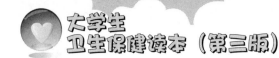

万一。

一、自我保护

自我保护要注意以下几个方面。

（1）从高处落地时要双腿并拢，前脚掌着地能起缓冲作用。

（2）运动重心不稳摔倒时，采用适当的翻滚动作，切勿直臂撑地，以免骨折、脱位。

（3）必要时应采用护踝、护腕的保护带或其他支持带。

（4）做高难动作时，同学之间要互相保护。

（5）体育运动切忌在光线昏暗、照明不良环境下进行，此时最易发生事故。

（6）控制运动时间，避免连续超负荷运动使体能透支过大。

（7）无论进行哪种运动，都必须掌握运动时间及运动量，运动量过大会对人体造成伤害。运动强度是反映人体机能在运动时所达到的程度，常用最大耗氧量和心率来表示。一般来说20岁的青年在安静时，心率平均是75次/分，运动时最高心率一般只能达到190次/分。运动时最适宜心率应是：75+(190−75)×60%(或90%)=144次或178次。对于体质较弱或有慢性病的学生，运动时最适宜心率 = 170−年龄。运动量的大小与运动时间有关。每个人运动量、运动时间是不同的。对于体格较强的人，可在短时间内作运动量较大的锻炼；而对体弱或年龄较大的人，则适宜进行强度较小、时间较长的运动。

一个20岁的青年，其耗氧量为最大耗氧量的60%时，心率应为135次/分，这时运动强度为中等；若运动时间为15分钟，属小运动量；同样的运动强度持续30分钟，属中等运动量；若持续60分钟，属大运动量。为了保证身体健康，可以根据运动量大小，能量消耗的多少，在饮食营养方面及时补充。

体育运动中注意以下事项。

 顺境之美德在节欲；逆境之美德在刚毅。

第五章 体育卫生

① 严格遵守体育运动各项目的运动规则，一切听从教练、老师指导。

② 运动前检查运动时所使用的器材是否完好，是否有安全隐患。

③ 检查运动场地是否适合该项目活动，地面是否平整，有无障碍物，光照如何，不要在光照不良、昏暗的环境下锻炼。

④ 合理安排业余体育活动，原则上当天上了体育课后，不要再组织课外体育活动，避免疲劳过度、体能透支和事故发生。

⑤ 运动前要热身，即运动前的轻松活动，运动时少穿衣，运动后立即穿衣。

⑥ 参加竞赛性运动时，要量力而行，最好经医务人员体检合格后才参加；患有心脏疾病者严格禁止参加剧烈运动，患有慢性病及体质虚弱的同学也应避免参加长跑、球类等运动量大的项目。

⑦ 女性月经期不能参加长跑及剧烈运动。

⑧ 输血人员在一周内不能参加体育活动，要注意保暖、休息、营养。

⑨ 运动中自感到心前区难受，难以忍受时不要勉强，应立即终止运动。

⑩ 不要在饥饿时参加体育运动，特别是上午有体育课时，早餐一定要吃好。另外，饭后一小时之内禁止运动。

⑪ 体质弱或不经常运动者切忌在运动中突然用力。

⑫ 剧烈运动后不宜立即休息。

⑬ 跑步锻炼时不宜只用鼻子呼吸。

⑭ 不能一人独自在运动场地进行体育锻炼。运动中同学间要互相照应，一旦发生意外，学会自救互救。

二、自我监督

自我监督包括主观感觉和客观检查两个方面。

1. 主观感觉

就是自己对自己的心理状态、生理机能进行自我估计。

 诚实有益健康，大德必得其寿。

① 运动前的心情。在正常情况下，运动前的状态应该是精神饱满、精力充沛。身体状况不佳或运动过度时，可表现为厌倦，参加体育运动时害怕进行激烈的活动。

② 自我感觉。运动时正常状态应该是自我感觉良好，无特殊不适感（轻微的肌肉酸痛除外）；运动者异常疲劳时，会出现恶心、呕吐、头晕、身体不适，说明体力不好或患了病，在这种情况下不宜参加体育活动，应注意休息。

③ 睡眠。通常参加运动后入睡快而睡得熟，醒后精力好。如果难眠多梦，醒后疲劳，可能是锻炼方法不当，运动量过大所致。

④ 食欲。运动后半小时，食欲一般可以恢复正常，否则说明运动量安排不合适，或身体机能状况不良。

2. 客观检查

① 脉搏。经常参加体育锻炼的人在安静状态下，晨起时脉搏较一般人缓慢，运动时脉搏增快到120～140次/分，甚至180次/分。运动后脉搏频率恢复快，说明运动量适宜，反之为运动量过大。如果在锻炼期间，安静时每分钟的脉搏次数还逐渐增加，应该注意减少运动量。

② 体重。参加体育锻炼初期，体重稍有下降是正常现象，经过一定时间可以得到恢复，并且体重逐渐增加。如果参加体育运动后体重长期不增长或下降，或者伴有其他症状，应尽快到医院就诊。

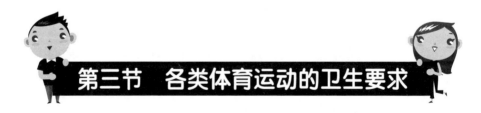

第三节　各类体育运动的卫生要求

一、游泳运动的卫生要求

游泳运动与其他体育项目的显著不同在于它是在特定环境中进行的。

 豁达大度，遇事不怒。

第五章 体育卫生

如果没掌握水性，就会下沉，发生溺水，甚至造成死亡事故。此外，如果身体不适或状态欠佳，也有可能产生危险。所以，必须克服麻痹思想，严格按照以下基本卫生要求进行这种运动。

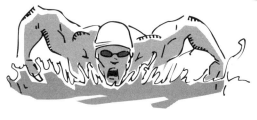

① 要树立安全观念，懂得必要的安全常识，加强组织纪律性。

② 做好组织工作。首先，要对游泳场所进行调查、选择和布置。调查的内容包括水的深浅、水温、水质、流速、漩涡、暗流、淤泥、水下障碍物和往来船只，据此选择游泳场所。根据水域具体情况用鲜明的标志物进行布置，如在周围打上木桩，用绳子穿上浮标或竹筒，把它围起来，并标明水的深度，深水区可安排浮台。其次，课前课后要认真清点人数，编好小组；还要设立安全监督哨，准备好救护器材，配备救护人员等。

③ 游泳者要进行体检。为保证游泳者的健康和安全，防止疾病传播，在游泳前必须进行体检。凡患有传染性肝炎、活动性肺结核、细菌性痢疾、化脓性中耳炎、严重的心血管疾病、皮肤病、红眼病、精神病以及有开放性创口的学生，都不宜下水。

④ 饭后和饥饿时不宜游泳，一般要饭后半小时到一小时后再游泳。

⑤ 剧烈运动后不宜马上游泳。剧烈运动后马上游泳会造成疲劳的积累，容易引起抽筋及发生溺水事故。因此，剧烈运动后，应休息一会，待体力恢复后再游泳。

⑥ 游泳前要做好准备活动。准备活动有利于身体很快适应游泳运动的需要，同时对防止肌肉抽筋、拉伤有积极作用。游泳前的准备活动有徒手操、慢跑、游泳模仿动作和各种拉伸肌肉和韧带的练习。要特别注意活动颈、肩、腰、膝、踝、腕各部的关节。

⑦ 游泳结束后应做整理活动。

⑧ 女性月经期一般应禁止游泳，若必须参加，要采取一定的卫生

 心宽增寿，德高延年，正直是人生之宝。

措施。

⑨ 游泳时要讲究公共卫生，遵守游泳卫生守则，以保持池水清洁。

二、田径运动的卫生要求

田径运动是学校中开展最多的体育项目，它包括跑、跳和投掷 3 类项目。在田径运动中，经常发生各种运动损伤和其他一些有害于健康的问题，需要师生共同注意，加以预防。

1. 田径运动的一般卫生要求

① 运动前要检查服装、鞋袜是否合适。最好穿运动服，应穿球鞋或田径鞋，而不要穿皮鞋或其他硬底鞋。袜子、鞋垫要保持干净。另外，身上不要佩戴徽章、钢笔、钥匙、小刀等杂物。

② 运动前要做好准备活动。准备活动要求全面而充分，使全身各部位、各关节和肌肉都活动开。

③ 运动中要时刻注意卫生与安全。要严格纪律，不准推挤和打闹。要根据季节和天气情况预防感冒或中暑，如冬季运动休息时要及时把汗擦干，把衣服穿上，夏季不宜在烈日下运动时间过长。

④ 运动后要做好整理活动。整理活动一般包括短距离放松慢跑、游戏、徒手操、轻松舞蹈和按摩等。

2. 跑的卫生要求

跑前的准备活动应注意伸展小腿肌、脚跟腱、胫肌、股四头肌及股后肌群等；要注意跑道的平整，以免造成腿部肌肉和跟腱拉伤以及踝关节、膝关节扭伤等。在短跑训练中，要避免过多地用足尖跑、后蹬跑或碎步跑，以防小腿肌肉损伤。跨栏跑要掌握正确技术，严禁逆向跨栏。

3. 跳的卫生要求

跳高、跳远、三级跳等项目，容易发生踝关节损伤、足跟挫伤、膝关节扭伤。练习前应认真检查场地的安全

能知足者贫贱亦乐，不知足者富贵亦忧。

状况；沙坑内的沙子要经常翻晒，保持松软平整，沙面要稍高于坑沿。

4. 投掷的卫生要求

投掷项目中常见的损伤是肩部肌肉和肘部肌肉或韧带拉伤，严重的还可能引起肱骨骨折，这主要是投掷技术动作不正确引起的。因此，应注意正确的运动技术动作，加强易伤部位的准备活动，平时加强肌肉和柔韧性练习，投扔运动前严格做好活动的组织工作，做好投扔区"清场"，严禁双向对扔，要求学生必须看清投区及附近无人时，方可投掷。

三、球类运动的卫生要求

中国学校中球类运动开展得比较普遍，球类运动造成各种损伤的现象也比较常见。这里主要介绍三大球（篮球、足球、排球）运动的卫生要求。

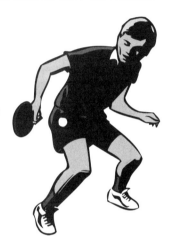

1. 篮球运动的卫生要求

① 场地要平整，地面不能太滑，周围不得堆放其他杂物，篮球支架要有保护装置。

② 要穿球鞋，鞋子大小要合适。

③ 准备活动要充分。

④ 加强基本技术训练。步法要灵活；转身时不能以膝关节为转动支点；要掌握好运球与起跳时的身体重心；如果重心不稳摔倒时，切忌用手去硬撑地，而应顺势借滚翻动作得到缓冲，以防发生手腕、前臂或肘部等严重损伤。

⑤ 比赛中要严格裁判，禁止粗野动作。

⑥ 受伤后要重视康复锻炼，不可过早投入紧张的锻炼或比赛。

2. 足球运动的卫生要求

足球是一项激烈的身体接触性项目，是发生伤害最多的运动项目之一。受伤轻者为皮肤擦破伤，重者可发生骨折、脱臼和内脏器官破裂。预防措施主要有以下几点。

 发怒是养生之大忌，万事和为贵。

① 要严格比赛规则，避免粗野动作伤人。

② 锻炼中要合理安排局部负荷量，要安排好身体训练、技术训练和战术训练的比例，避免"单打一"训练。

③ 加强准备活动和放松整理活动，有条件的情况下，可进行按摩。

④ 比赛中要自觉使用各种保护装置（绷带裹踝、护膝、护腿等）。

3. 排球运动的卫生要求

排球运动中常见伤害有手指挫伤、肩周炎、膝伤和腰伤等，注意事项如下。

① 排球不要充气过足，否则会使球过重、过硬。

② 准备活动中要充分活动手指、手腕、肩、腰、膝、踝等部位。

③ 改进扣球技术。要用甩鞭子的动作扣球，这样可减少肩部损伤的机会。要避免扣空球及疲劳后继续过多地扣球。

④ 要先学下手发球，待肩部肌肉力量增强后，再学上手发球和大力发球。

四、运动中的饮食卫生

在进行体育锻炼时，身体会消耗大量的能量，因此需要及时补充食物，但是在饭前、饭后切忌剧烈运动。当空腹时，人体血液中的含糖量较低，能量不足，若此时进行体育活动，极易发生低血糖，导致意外受伤甚至休克晕厥。而饭后也不宜即刻进行体育锻炼，饭后肠胃开始工作，毛细血管开放，大量血液流入消化器官中参与活动，此时若进行剧烈活动，大量血液就要从肠胃流入骨骼肌，轻则影响消化机能，重则会造成消化道慢性疾病，如胃炎、胃溃疡等。此外肠胃中的食物由于重力和运动的颠簸作用，会牵拉肠系膜，引起腹痛。最佳的锻炼时间一般在餐后3小时，此时胃已基本排空；但饮食与运动时间间隔也不宜过长，

善心是天堂，恶德是地狱。

第五章 体育卫生

餐后4~5小时，可出现饥饿感或血糖下降，从而影响人体的运动能力，增加对蛋白质的消耗。此外剧烈运动后应休息45分钟以上再进食，因为此时消化系统还处在相对抵制状态。用餐时不要狼吞虎咽，更不能暴饮暴食，以免损害消化系统正常功能。

运动前后的饮食一定要符合卫生要求，才能有利于提高体育成绩，增强体质，促进身体的健康发展。在运动过后不要吃过冷的食物，冷饮会刺激肠胃使它们产生剧烈收缩，引起腹痛、腹泻。不仅如此，咽部也会因强冷刺激导致喉痛、音哑等症状。剧烈运动后应饮用温热的接近于血浆渗透压的淡盐水或饮料，坚持少量多次原则，以保持体内水盐的平衡。

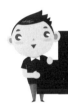 ## 第四节 不同季节课外体育锻炼的卫生要求

课外体育锻炼，是利用课余时间，运用各种锻炼身体的方法，结合自然力和卫生措施，进行全面身体锻炼，以达到增强学生体质，培养锻炼习惯，调节精神和丰富课外生活，促进学生全面发展的目的。不同的季节，课外体育锻炼的卫生要求也不同。

一、春季课外体育锻炼的卫生要求

春天是锻炼身体的大好时光，春天乍暖还寒，气候多变，温差较大，稍有不慎，就会感冒。春季课外锻炼需注意的问题是：首先是做好准备活动，使中枢神经的兴奋性提高，心肺的功能增强，关节肌肉的弹性增强，更好地适应运动的需要。其次，要注意脱穿衣服，预防感冒。如果

 知足的人可以安生，贪婪的人必然烦累。

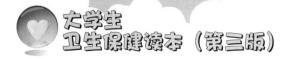

身上有汗,要把汗擦干,换上干燥的内衣,千万不要穿着湿衣服让冷风吹,以免着凉感冒,诱发其他疾病影响健康。

二、夏季课外体育锻炼的卫生要求

夏季课外锻炼,由于受气候条件的影响,应特别注意预防中暑和日光晒伤,做好中暑后的救治。

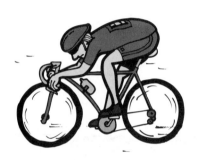

(1)预防中暑。进行体育锻炼或比赛时,一定要安排好时间和场地。一般在上午和傍晚时间较好,场地四周应有遮阳设备。如在室内,通风条件要好。要选择好服装,一般以浅色、单薄、宽敞为宜;在烈日下要保护头和眼睛。运动时间不要太长,强度也不宜过大,中间也应有较长的间歇时间。锻炼时要注意补充水,如出汗过多,还应补充盐水,一般可准备些清凉饮料、绿豆汤或专门配制的运动饮料等,以一次少量而多次饮用的方式不断补充水分为宜。

(2)防治日光晒伤。首先,在烈日下运动时上身或全身直接被日光暴晒的时间要逐日由短慢慢延长,以逐渐增强皮肤对日光的抵抗力,使皮肤对日光产生适应;其次,初次晒太阳,如果有条件的话,在暴露皮肤的部位涂些防晒霜或护肤油等,这有助于保护皮肤,免遭晒伤;最后,应尽量避免在烈日直接照射下进行长时间锻炼。

三、秋季课外体育锻炼的卫生要求

秋季气温适中,正是锻炼的好时节。除了坚持日常的锻炼外,也可为冬季锻炼打下基础,如冷水浴、冬泳等项目,是一种应经过长期锻炼才能适应的项目,故在秋季就应开始进行,循序渐进,使身体逐

 有健康的人便有希望,有希望的人便有一切。

第五章　体育卫生

渐适应寒冷刺激。切莫不经平时锻炼，到了冬季才开始进行冷水浴、冬泳。

四、冬季课外体育锻炼的卫生要求

（1）参加锻炼前要做好准备活动。

（2）要注意预防冻伤和感冒。

（3）根据气温情况灵活采用锻炼项目。若气温突然大幅度下降，风势猛然增大，不宜进行户外锻炼。

（4）大雾天不宜进行锻炼，可以在室内进行体操、打拳等活动。

第五节　常见运动性疾病及损伤的处理

人在体育运动中，常由于对体育运动不适应或与体育有关的其他因素，发生运动性疾病。常见的运动性疾病有以下几种。

一、低血糖症

运动中发生低血糖症，主要是由于长时间激烈运动，体内血糖大量消耗、减少，未能补充，因而使体内血糖储备下降；其次是运动前饥饿却未吃食物，肝糖元储备不足，使血糖供不应求。若中枢神经系统调节糖代谢的功能紊乱，会引起胰岛素分泌量增加，也可加剧低血糖症。运动前情绪过于紧张或身体有病，均是引起低血糖症的诱因。

（1）临床表现：轻者表现为饥饿、疲倦、头晕、眼黑、心悸、面色苍白、出冷汗等症状，重者会出现神志不清、四肢颤抖、呼吸表浅

 高兴能把小病治愈，忧愁能使小病加重。

等症状。

（2）处理：当确诊低血糖症后，应使患者平卧、保暖，口服浓糖水，吃少量食物，经短时间休息即可恢复。不能口服者可静脉注射50%的葡萄糖40～100mL。若出现昏迷或神志不清，可掐点人中、百会、合谷、涌泉等穴位。

二、运动中腹痛

运动中腹痛是指在运动过程中或运动结束后腹痛。一般是右上腹痛，多发生于中长距离跑中。造成运动中腹痛的原因有以下几种。

（1）胃肠痉挛。饭后或运动前吃得过饱、喝水过多、吃冷饮过多、空腹锻炼等可引起腹痛；吃了产气或难消化食物，腹部着凉可引起肠痉挛；剧烈运动时食物在肠胃中震动牵扯肠黏膜，或冷空气、冷饮刺激均会引起肠胃痉挛，轻者为钝痛、胀痛，重者可为阵发性绞痛。

（2）肝脾瘀血。由于运动者训练水平差，运动时心脏无力搏出血液，此时大静脉回流发生障碍，出现肝脾瘀血肿大，使肝脾被膜的张力增加而引起腹痛。

（3）夏季运动排汗多。排汗多，丢失的盐分也多，使水盐代谢发生紊乱，加上疲劳，易引起腹直肌痉挛；另外慢性疾病，如阑尾炎、溃疡病等均能引起腹痛。

运动中腹痛多属于功能性的，出现时可用手压住患部，减慢跑速，加深呼吸，调整呼吸与运动的节奏，坚持跑下去，过一会儿就会好转。若疼痛仍不减轻，反而加重，应立即停止运动，立即请医生诊断处理。

三、肌肉痉挛

肌肉痉挛俗称抽筋，指肌肉不由自主地强直收缩。运动中发生痉挛的肌肉主要为小腿腓肠肌，其他是足底屈拇肌。痉挛时肌肉僵硬，疼痛

自卑使人气短，自信使人长寿。

第五章 体育卫生

难忍,容易复发。游泳时发生肌肉痉挛,还易引起溺水。

(1)原因:寒冷刺激,如在水中运动时间过长;大量排汗,使电解质大量丢失,肌肉的兴奋性增高;肌肉连续收缩过快,放松时间太短;准备活动不充分或身体过度劳累时,突然作紧张用力的动作,也可引起肌肉痉挛。

(2)处理:当出现肌肉痉挛时,首先要注意保暖,不太严重的肌肉痉挛,只要向相反的方向牵伸舒展痉挛的肌肉,一般可以使其缓解。小腿后肌群抽筋时,可先伸直膝关节,再用力被动勾脚尖。同时,还可配合对局部肌肉进行重力按压、揉捏等,按摩、点掐、针刺相关穴位,如委中、承山、涌泉等。游泳时小腿抽筋自救方法是:深吸一口气,用抽筋腿对侧的手握住抽筋腿的脚趾,用力向身体方向拉,同时,用同侧手掌按压抽筋腿膝盖,使之伸直,缓解后,慢慢在岸边休息保暖,按摩局部。

(3)预防:在运动前充分做好准备活动,按摩易痉挛的部位,防止局部负担过重和身体疲劳,饥饿时不做剧烈运动,大量出汗时要适当补充盐分。

四、重力休克

重力休克也叫运动性昏厥,是由于血液的重力关系而引起的急性脑贫血,常发生于田径测验或比赛中,当运动员跑到终点后,突然停下来,就会出现头晕、耳鸣、恶心、呕吐、眼前发黑、面色苍白、胸部发闷等症状,重则手脚发凉,血压降低,脉搏减弱,瞳孔缩小,严重时会晕倒,神志不清。

(1)原因:昏厥主要是大脑突然缺血造成的,人脑的需血量是心脏输出量的五分之一,当运动者跑到终点突然停下来,下肢毛细血管和静脉就失去肌肉收缩对它们的挤压作用,但心脏活动仍处于较高的水平,加上血液本身的重力关系,造成大量血液积聚在下肢舒张的血管中,回心血量减少,使心脏充盈血量也减小,因而心输出量突然减少,结果造

三分医,七分养,十分防。

成急性脑贫血。因为大脑对缺血反应最为敏感,所以就会出现上述一系列症状。

（2）处理：对轻度头昏者,可挽他走动一段距离,症状慢慢就可消失。对重度患者,可让他平卧,头部放低,抬高下肢做轻微的抖动,并由小腿向大腿作重推摩和全身揉捏,注意保温。如不苏醒,可用针灸或用手指招点人中、百会、涌泉、合谷等穴位,在知觉未恢复前,不能给患者任何饮料或药物。如有呕吐,应将患者头部偏向一侧,如果停止呼吸应进行人工呼吸,待苏醒后再给点热茶喝,注意保暖,让患者休息。

（3）预防：剧烈运动前做好准备活动,尤其是内脏器官,以适应剧烈活动。为了避免重力休克的出现,当运动者跑到终点后,切勿停下来不动,而应在终点冲刺后,由快跑变慢跑,再走走停下来休息,这样可防止重力休克的出现。

五、开放性软组织损伤

凡局部皮肤或黏膜破裂的机械损伤,都叫开放性软组织损伤。常见的有擦伤、刺切伤和撕裂伤。伤口与外界相通并有出血和渗出液,这类损伤多为急性伤。在体育运动时,多因摔倒、碰撞和被锐器刺切而造成。

体育锻炼中经常会出现皮肤擦伤、撕裂伤、刺伤、切伤等小外伤,一般情况下,可自我处理,处理原则是：止血、保护伤口、抗感染,一般的出血可自行凝止,如出血略多,可用干净的纱布、棉花、手帕等用力压迫几分钟。伤口处可涂碘伏或红药水。如有轻度污染,伤口需先用肥皂、清水洗净,然后局部用生理盐水反复冲洗,擦干伤口后涂抹碘酒或酒精消毒,最后用干净纱布包扎。对于小的撕裂伤和切伤,先用碘伏消毒后再贴创可贴,先贴牢伤口一侧皮肤,然后向另一侧稍用力牵拉,使伤口密合好之后再贴牢另一侧。

若伤口面积大、出血多、污染重（特别是头面部）,一定要到医疗机构请医生处理。刺伤、切伤只要是比较深的,一定要及时注射破伤风抗毒血清。

 不怕起步晚,就怕不挪步。

第五章 体育卫生

六、闭合性软组织损伤

闭合性软组织损伤在体育运动中较多见，一般指肌肉、肌腱、筋膜、韧带、关节囊、滑囊等软组织的闭合性损伤。其特点是表面无伤口，常见的有以下几种。

① 挫伤：体育运动时相互碰撞、足踢、拳打、器械碰击、高处坠落等造成。常见于大、小腿前面、头部、胸腹部、睾丸、足跟等处。挫伤后，表现为局部疼痛、肿胀、皮下出血、皮肤变青紫。四肢、胸部挫伤应注意有无肌纤维撕裂和合并骨折；胸、腹部挫伤应注意有无伤及内脏器官。睾丸或内脏器官损伤时，患者常出现休克症状，如头晕、目眩、出虚汗、面色苍白、烦躁不安、神志模糊等。

② 肌肉拉伤：因直接或间接外力的突然牵拉，使肌肉、肌腱、筋膜等软组织受到过度牵拉而造成的损伤叫肌肉拉伤。常见于大、小腿的后群肌肉、腰背肌肉、大腿根部肌肉、肩部肌肉。肌肉拉伤后，患者感到疼痛，局部有压痛、肌肉挛缩，肌肉做主动收缩或被动拉长时，疼痛会加重。肌肉发生断裂时，患者可能在受伤时听到断裂声，并在断裂处可摸有凹陷或一端膨大，肌肉功能发生障碍，肌肉发生断裂时必须进行手术缝合。

③ 关节韧带扭伤：由于外力使关节活动超过正常生理活动范围，而造成关节韧带的损伤叫扭伤。常见于踝关节、膝关节、肘关节、腰背的损伤。因作用力大小的不同，可能造成单纯关节韧带扭伤、部分或完全撕断，有些合并有骨折或半月板损伤。关节周围肌肉、韧带力量薄弱，保护能力差，常因动作不正确、运动场地不平或其他原因引起韧带扭伤。

扭伤后会有疼痛、肿胀、皮下出血、皮肤发青紫色、关节间隙增宽症状，压痛明显。

凡属于闭合性急性软组织损伤的，处理原则如下。

① 止血、止痛、防肿：损伤后立即将伤肢浸泡在冷水中20分钟，或将毛巾浸泡于冷水或冰水中，稍拧干后放在患部，每隔2分钟更换一

 人生百年几今日，今日不为真可惜。

次，促使血管收缩，减少充血，起到止血、止痛防肿的作用。经冷敷揩干后，再用绷带加压包扎，以进一步达到压迫止血的目的。

② 活血散瘀，消肿止痛：闭合性软组织损伤发生约24～48小时以后，出血已停止，可拆去包扎，改用理疗、热敷、按摩或药物治疗，主要作用是促使血管扩张，加速血液循环，促进淤血和渗出液的吸收，减轻疼痛，消除肿胀，如每天1～2次电疗、按摩、热敷，每次25～30分钟，另外，可服用一些止血化淤、舒筋止痛、消肿的中成药，如云南白药、三七胶囊、七厘散、跌打丸等。

③ 凡闭合性软组织损伤，尤其是肌腱、韧带、关节的损伤，受伤后一定要停止活动，短则一周，最长达2～3个月。若伤后继续活动，常常使伤情加重。其次，伤后切忌马上热敷、按摩或贴敷伤药，必须过24～48小时以后才能实施。

七、骨折与关节脱臼

1. 骨折

因外力作用，使骨的完整性和连续性受到破坏叫骨折，骨折有开放性和闭合性、完全和不完全之分，开放性骨折易感染，完全骨折易错位。体育运动中的骨折一般均属于闭合性的。

骨折可因直接外力、间接外力和肌肉强力收缩导致，如扭转力、冲击力、压力、牵拉力、打击力等。小腿被踢、踩踏、重物打击易导致下肢骨折；摔倒时手掌撑地易引起前臂、锁骨骨折；高处坠落易引起肋骨或脊椎骨骨折。

（1）原因：在体育运动中技术动作不正确，不注意安全，未采取预防措施，无人保护或脱保；保护装置发生障碍；运动场地不平整或环境采光不良；病后或疲劳时进行剧烈运动等。

（2）症状：骨折患者普遍感觉剧烈疼痛，较重的骨折可因出血过多或剧烈疼痛引起休克。骨折局部可引起严重肿胀，并造成功能障碍。骨

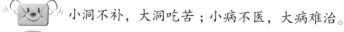
小洞不补，大洞吃苦；小病不医，大病难治。

第五章 体育卫生

折部位的位移和肌肉的强力收缩可造成肢体畸形，使伤肢变长、缩短或成角等。骨折后伤处压痛明显，在远离骨折部位轻击伤肢时有阵痛。

（3）急救：骨折急救的主要措施是抗休克、临时固定和搬运。

① 抗休克：保持现场安静，令患者平卧，头稍低，注意保暖、止痛、止血。凡有出血应先止血，一般采用局部加压包扎。如遇昏迷可掐点人中、合谷、涌泉穴位或进行人工呼吸及输氧。

② 遇到开放性骨折，切忌将刺出皮肤的断骨推回伤口，以防感染，此时应迅速止血，并将伤口进行消毒处理，然后敷药包扎。

③ 固定：若暂时不作复位，只作固定，根据骨折部位选用适宜的夹板将骨折肢体加以固定，尤其脊柱骨折易引起生命危险，切勿随意挪动，弯曲躯体，多人平托放担架上送医院处理。

2. 关节脱臼

因外力作用，关节的正常连续关系发生破坏叫脱臼。关节脱臼有开放性和闭合性、全脱和半脱之分。一般脱臼均为闭合性的，医学上把关节面完全离开原来的位置叫全脱臼，把关节面部分错位叫半脱臼。

（1）原因：外力牵引、打击和碰撞均会引起关节脱臼。如上臂外展后伸时跌倒手掌撑地易引起肩关节脱臼，外力打击或牵拉易引起肘关节脱臼等。

（2）症状：关节一时脱臼会出现疼痛、肿胀、功能失常、畸形，严重时常伴有神经、血管、软组织和骨的损伤，故易引起休克。

（3）急救：遇关节脱臼，利用夹板或自身肢体进行初步固定，注意保暖，然后送医院处理。如果出现休克应及时采取急救措施（同骨折），然后将脱臼关节保持原位或稍加牵引固定，并速送医院处理。

八、脑震荡

脑震荡是因头部受到外力打击或碰撞，大脑神经纤维和神经细胞受到强烈震荡而引起的意识机能的一时性障碍。

 业余爱好广，胜过好营养。

（1）原因：头部受硬物的打击或头部与硬物的相撞。

（2）症状：发生后即出现短时间的意识障碍，其程度有轻有重，持续时间有长有短。一般经几分钟后便清醒，清醒会出现逆行性健忘（回忆不起受伤时经过）。在意识丧失的短暂时期，患者会出现肌肉松弛、瞳孔放大、呼吸变浅、脉搏加快、面色苍白、多汗等症状。若损伤较重，可昏迷达1～2小时以上，患者在恢复过程中常会有头痛、头昏、失眠、恶心、呕吐、易激动和疲劳等症状。

（3）急救：令患者安静，平卧，冷敷头部，禁止随意坐起和站立。如遇昏迷可掐点人中、百会、合谷、涌泉等穴，促其苏醒。呼吸发生障碍时可进行人工呼吸，若出现昏迷不醒、两侧瞳孔大小不对称、口鼻出血、眼球发直，应立即送医院处理。搬运时让患者平卧，不得摇晃头部。

对于脑震荡患者，即使症状较轻，短时恢复神态，也应绝对注意休息，观察72小时后无发现异常才能恢复工作学习，切忌过早参加体育活动。

第六节　运动环境卫生

环境是指与人类密切相关的、影响人类生活和生产活动的各种自然因子、人为因子以及各类因子之间相互作用的结果。而运动环境是指人们进行体育活动时的外界条件，如空气、水、场地和运动建筑、设备等。人体在进行体育活动时，体内物质代谢增强，与环境的联系更加密切，受环境的影响就会更大。因此，要获得强身健体、防治疾病的锻炼效果，就必须注意运动环境的卫生。

在进行体育锻炼时，人体内的代谢增强，肺通气量增加，普通成

 药可延年，也可折寿。

第五章 体育卫生

年人在安静状态下吸入的空气约为9L/min，而在剧烈运动时，吸入的气体量可达100L/min。若空气中含有有害成分，运动时吸入体内的有害物质就会比平时更多，对身体的危害程度也就更大。因此，应当选择空气清新没有污染的地方进行锻炼。特别是生活在市中心的人，锻炼时应避开上下班高峰期，因为此时汽车排出的废气最多，空气中的氮氧化物含量最高。交通干道两旁20米内的空气都会受到较重的污染，不宜在这些地方运动。若在室内场所运动，应避免去人数较多且通风不好的场馆，因为空气中的二氧化碳含量过多，会使人头晕、运动能力下降，对人体产生不良影响。此外，在大雾天气时，也不宜进行体育活动，因为空气中的水气形成雾，雾中多含有尘埃、细菌和有害物质，会危害到人的身体健康。

光线是许多生物存在的必要条件，对人类也尤为重要，但在室外运动时，要尽量避免强烈日光的过度照射，防止紫外线对人的损害。在高原地区进行活动时，应戴遮阳帽和太阳镜，减少太阳射线对头部和眼睛的直接照射，同时也要做好防护，减少皮肤被阳光直接照射的面积。运动时温度过高或过低都会对人体产生伤害，在一般情况下，最适宜进行锻炼的温度约为25℃，相对湿度以20%~30%为宜。

场地卫生也会对运动效果产生影响，故运动场所选址要合理，注意避开环境污染区，同时交通要便利，利于进行体育活动。室外场地应合理栽种各类树木，这样可以提高运动场地周围的空气质量。室内体育馆应配备完善的通风系统和照明设备。

 牙越剔越空，眼越揉越红。

第六章
饮食与营养

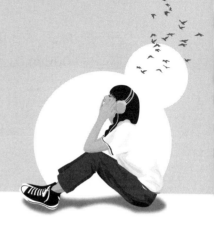

　　"民以食为天",人之所以能维持生命、工作和思维,都是依靠食物的营养供应。如果膳食安排不合理,就会损害健康,日久天长,自然会造成百病丛生的后果。膳食不仅影响人的思想、行为和感受,也与人的心理、生理状态有关。一个人营养状态的好坏和饮食结构的正确与否决定其生命的价值和成就。

　　大学生在校期间学业繁重,运动量较大,体能消耗过多,饮食营养对健康非常重要,必须提高饮食卫生、营养、膳食平衡的理念,克服不良的饮食习惯,尤其是偏食,从而达到饮食卫生、饮食营养、饮食健康的目的。

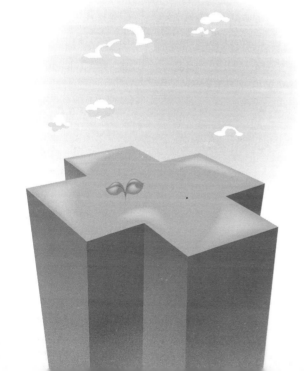

第六章 饮食与营养

第一节 营养素对人体的主要作用

人们必须每天摄取食物和水,用以维持自己的生命活动,促进生长发育,保持健康和从事各项活动。食物和饮水中含有各种对身体有益的有机和无机物质,这种有机和无机物质称为营养素,或称为营养成分。营养素是保证健康的基本物质,来自食物和饮水的营养素有数十种,按其化学性质可分为六大类,即蛋白质、脂类、碳水化合物、矿物质、维生素和水。有人把膳食纤维称为第七大营养素。不同的营养素在体内所起的作用有很大差别,如供给人体能量的有碳水化合物、脂肪、蛋白质,调节生理活动的有蛋白质、矿物质、水、维生素,构成身体组织的有碳水化合物、脂肪、蛋白质、矿物质、水。由此可见,同一营养素可有几种功能。下面介绍各种营养素的功能。

一、蛋白质

蛋白质是保证人体正常生命活动的最基本因素,人体一切细胞组织都由蛋白质组成。成人体内蛋白质数量约占成人体重的16%～19%。蛋白质与生命现象密切相关:蛋白质构成酶起催化作用;构成激素调节生理机能;血红蛋白(特殊作用的蛋白质)运送氧和二氧化碳;构成肌肉组织起收缩作用;构成结缔组织起支架作用;构成抗体起免疫作用。

二、脂类

脂类包括中性脂肪和类脂,前者主要是脂肪及油,后者主要有磷脂、糖脂、类固醇

 药可延年,也可折寿。

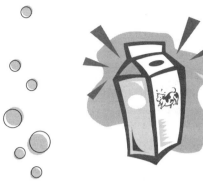

及胆固醇、脂蛋白等。人体脂肪是能量储存的主要形式。脂肪是细胞膜的必需成分,所以一切人体组织都含有脂肪。另外,人体还有些特殊的细胞叫脂肪细胞,其主要功能就是储存脂肪。脂肪一经形成并沉积在脂肪组织中后,是排泄不出去的,只能通过氧化逐渐消耗掉。当人体摄入的热量少于消耗的热量时,脂肪就成了能源。由于脂肪是细胞膜的必需成分,它能调节细胞摄入和排出营养素的量;皮下脂肪是很好的隔热物质,能防止人体因环境温度突然变化而受到损害;脂肪具有保护人体重要器官的作用。肾和心脏等重要器官周围的脂肪起着固定其位置和防止其受物理伤害的作用。

三、碳水化合物

碳水化合物是人类获取热能最主要的来源,人类膳食中有40%～80%的热能来源于碳水化合物。碳水化合物来源于植物性食品。谷类食品主要提供淀粉,水果蔬菜可提供丰富的膳食纤维。碳水化合物还可来源于蔗糖等制品。

碳水化合物的生理作用如下。

(1)供给热能:1g碳水化合物可产生16.8kJ热能。

(2)是构成机体组织的重要物质:如糖和脂肪形成的糖脂是细胞膜和神经组织的成分之一,糖与蛋白质结合成的糖蛋白,是某些具有重要功能的物质如抗体、酶、激素以及肝素的组成部分。

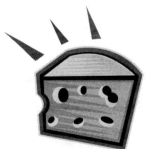

(3)参与脂肪的代谢调节。

(4)节省蛋白质作用:机体热能的来源首先是碳水化合物,当碳水化合物供给不足时,再由脂肪、蛋白质产能来补充;若谷物中可以提供足够数量的可利用碳水化合物,机体首先

 牙越剔越空,眼越揉越红。

第六章 饮食与营养

利用它作为能源,其次是利用脂肪作为能源,从而减少了蛋白质作为热能的消耗,节约了蛋白质。

(5)提供膳食纤维:膳食中存在某些非淀粉多糖,如纤维素、半纤维素、果胶、木质素等不能被人体消化吸收的碳水化合物,称为膳食纤维。它们能在肠道中吸收水分,增加肠道中物质的容积,刺激肠蠕动,减少致癌物与肠壁的接触时间,是人体消化吸收中不可缺少的物质,具有重要的生理功能。

(6)保肝解毒作用:碳水化合物可增加肝糖原的储备。此外肝脏中的葡萄糖醛酸能结合外来的化合物和细菌产生的毒素等,并将其排出体外,保护肝脏少受化学物质的损害,起到解毒作用。肝糖原不足时,机体对乙醇、砷等有害物质的解毒能力将显著下降。

四、矿物质

人体重量的96%是碳、氢、氧、氮等构成的有机物和水分,其余4%则由数十种不同的元素组成,它们是机体灰分的组成成分,营养学中称这类营养为矿物质。体内含量较多的矿物质有钙、磷、镁、钾、钠、氯和硫7种,每日膳食需要量都在100mg以上,称为常量元素。常量元素的主要生理功能维持作用有:

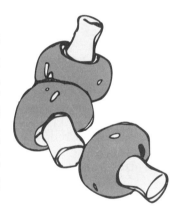

(1)构成人体组织的重要成分,如骨骼和牙齿等硬组织大部分是由钙、磷和镁组成。而软组织含钾较多;

(2)在细胞内外液中与蛋白质一起调节细胞膜的通透性,控制水分,维持正常的渗透压和酸碱平衡(硫、磷、氯为酸性元素,钙、钠、钾、镁为碱性元素),维持神经肌肉的兴奋性;

(3)构成酶的成分或激活酶的活性,参加物质代谢。由于在人体新陈代谢过程中,每日都有一定量的常量元素随各种途径(粪、尿、

 治病一时,防病一世。

汗、头发、指甲、皮肤及黏膜脱落）排出体外，因此必须通过膳食补充。

人体内约存在七十种微量元素，虽然含量极少，但具有一定的维持生理功能的作用，如：

（1）构成酶和维生素必需的活性因子，如呼吸酶含铁和铜；

（2）构成某些激素或参与激素的作用。如甲状腺素含碘、铬，是葡萄糖耐量因子的重要组成成分，铜参与肾上腺皮质激素的合成；

（3）参与核酸代谢：核酸是遗传信息的携带物，需要铬、锰、钴等维持其正常功能；

（4）协助常量元素发挥作用。微量元素可分为三大类，一类是必需的微量元素，有14种：锌、铁、氟、碘、铜、锰、硒、钒、镍、锡、硅、钴、钼、铬；一类是人体不需要的微量元素，有13种：铝、钡、铍、硼、溴、铯、金、锂、铂、铷、银、锶、钛；另一类是对人体有害的微量元素，有6种：锑、砷、铅、镉、汞、铊。人体的微量元素含量极少，甚至仅有痕量，因此人体摄入量不宜多，若摄入过量，即使是必需的微量元素，也会引起人体中毒，甚至导致死亡。

人体内各种元素最容易缺乏的是钙、碘、铁、锌、硒。在体内最容易发生比例失调的是氟、钠、钾、氯。

五、维生素

维生素是维持人体生命过程所必需的一类有机物，存在于天然食物中，人体几乎不能合成，需要量甚微。营养学上通常按维生素的溶解性分为脂溶性和水溶性两类。脂溶性维生素有维生素A、维生素D、维生素E、维生素K，它们溶于脂肪及脂溶剂而不溶于水；水溶性维生素包括维生素B_1、维生素B_2、维生素B_6、维生素B_{12}、维生素C、叶酸、泛酸、烟酸、胆碱、生物素等。维生素的主要功能如下。

（1）维生素A：与正常的视觉功能有密切关系；缺乏维生素A对光感的暗适应时间长，严重时会产生夜盲症；与上皮细胞正常形成有关；

 饮食秘诀在平衡，调理配合寿自增。

第六章 饮食与营养

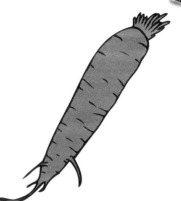

与生殖功能有关；对机体免疫系统有重要作用；维持骨质代谢的正常功能；防癌抗癌作用。

（2）维生素D：维生素D是钙、磷代谢的最重要调节因素之一。另外维生素D还具有免疫调节功能，可改变机体对感染的反应。

（3）维生素E：具有很强的抗氧化作用，能阻止不饱和脂肪酸受到过氧化作用的影响，具有延缓衰老、预防溶血性贫血作用；维生素E还与性器官和胚胎发育有关。

（4）维生素B_1：与能量及糖代谢关系密切，在神经生理和心功能方面也有重要作用。若机体维生素B_1不足，将影响机体整个代谢过程，可引起机体患多发性末梢神经炎和脚气病。

（5）维生素B_2：参加体内氧化传递电子过程，它还作为谷胱甘肽还原酶的辅酶，参与维持体内还原性谷胱甘肽水平。与机体的抗氧化防御体系密切相关。

（6）维生素C

① 参与胶原合成，保持微血管壁细胞的坚韧性、通透性。缺乏维生素C会影响胶原合成，产生不同程度出血，胶原合成减少还可造成创伤愈合延缓、抵抗力下降等后果。

② 参与体内的氧化还原反应，对重金属有解毒作用。

③ 保护细胞膜。

④ 促进铁的吸收。

⑤ 抗癌作用。

⑥ 增强机体抵抗力。

（7）维生素PP：又名烟酸或尼克酸。是构成辅酶Ⅰ和辅酶Ⅱ的重

 吃得对路，健康常驻。

要成分。如果没有维生素PP，人体就不能利用碳水化合物、脂肪和蛋白质来产生能量，也无法合成蛋白质和脂肪；维生素PP对维持皮肤、神经和消化系统的正常功能起着重要作用；维生素PP还有扩张血管的作用。

第二节 营养素缺乏与过剩

如前面所述，人体内各种元素最容易缺乏的是钙、碘、铁、锌、氟、铜、硒。维生素类最易缺乏的是维生素A、维生素B_1、维生素B_2、维生素C。下面分述如下。

一、钙

钙的缺乏与过剩对健康影响很大。儿童时期如长期摄钙不足，并伴随维生素D缺乏，可引起生长发育迟缓、软骨结构异常、骨钙化不良、骨骼变形，发生佝偻病。成年后，在35～40岁，单位体积内的骨质达到顶峰，称为峰值骨密度。此后，随年龄增长，骨质逐渐丢失。妇女绝经以后，由于雌激素减少，骨质丢失速度加快，骨密度降低，骨脆性增加，因而易发生骨变形与骨折，即骨质疏松症。

过分强调补钙、大量摄入钙质，会增加机体负担，不利身体健康，也可干扰其他元素的吸收与利用。

二、铁

铁缺乏症就是缺铁性贫血。影响铁吸收的因素很多，由于中国人的膳食中血红素铁含量较少，加上有些人偏食，膳食不平衡等因素，缺铁引起的贫血发病率较高，尤其是儿童。缺铁性贫血的主要表现为：病

粗细粮，荤与素，合理搭配不过度。

第六章 饮食与营养

人面色苍白，口唇黏膜和眼结膜苍白，有乏力、耳鸣、头晕、记忆力减退、食欲不振等症状。缺铁性贫血的治疗方法主要是去除病因和补铁治疗。血红素铁的良好来源为动物性食品，如畜肉、禽肉、猪血、动物内脏等。

三、碘

碘缺乏在成年人可引起甲状腺肿，胎儿期和新生儿期可引起呆小病；碘缺乏导致甲状腺素分泌不足，使人体基础代谢率下降，出现能量代谢障碍，影响细胞分化和生长，神经肌肉功能下降，影响生殖功能，对皮肤、毛发等产生不良影响。人体对碘的需要量受年龄、性别、体重、发育及营养状况等决定。普通成人每日需要150μg，孕妇175μg，乳母200μg。含碘丰富的食物主要是海产品，如海带、紫菜、海蜇等。无条件经常食用海产品的内陆山区，可食用碘化食盐，作为提供碘的最好办法。

四、锌

锌不同程度地存在于各种动、植物性食品中。一般情况下可满足人体对锌的基本需要而不致缺乏，但在身体迅速成长时期、妊娠或哺乳期，如果膳食中缺乏动物性食品，或食物单一及过精过细等，也可引起体内锌缺乏。锌缺乏症的主要表现为：食欲不振，味觉减退，生长迟缓，性发育不良。缺锌时还可以出现贫血、伤口愈合缓慢、皮肤粗糙、抗感染能力下降等，孕妇缺锌甚至可出现胎儿畸形。

五、氟

氟对人体的作用主要是预防龋齿和老年性骨质疏松症。近年来还发现氟能加速伤口愈合，促进铁的吸收。体内的氟主要分布在骨髓和牙齿中。氟含量过低不仅影响牙齿，也在一定程度上影响骨骼。人体摄入氟

 粗粮素菜养人，手勤腿快益身。

过多时，可致氟中毒，首先出现牙齿珐琅质的破坏，牙齿表面原有光泽逐渐消失，出现灰色斑点。若长期摄入过量的氟还可出现骨骼和肾脏的损害。人体氟的主要来源是饮水。食物中一般也含有少量的氟，每日从食物与饮水中摄取氟的总量约2.3～3.1mg/人，则能满足人体的需要而又不会引起中毒。

六、铜

铜在人体内总量为50～120mg，分布于体内各器官组织中，其中以肝和脑中浓度最高。铜在体内是许多酶的组成成分，已知有10余种酶含铜，且都是氧化酶，如细胞色素氧化酶、赖氨酰氧化酶等。铜在体内以这些酶的形式参与铁代谢、超氧化物转化，维持中枢神经系统的正常功能等。

铜普遍存在于各种天然食物中，含量较丰富的有肝、肾、鱼、坚果与干豆类，牡蛎含量特别高。人体一般不易缺少铜，但在某些情况下，如长期肠外营养、腹泻、小肠吸收不良，可能发生铜缺乏。铜缺乏主要表现为：皮肤毛发脱色，血管张力减退，骨质疏松等。当摄入过量铜时，常可导致急性中毒，引起恶心、呕吐、腹痛、眩晕等。

七、硒

硒是一种非金属元素，在人体内的含量大约为14～21mg，它主要存在于肝、胰、肾、心、脾、牙釉质及指甲和头发中。硒对人体的生理作用有：促进体内过氧化物分解，有重要的抗氧化作用；对人体生长发育有促进作用；保护心血管，维护心肌的健康；是一种天然的对抗重金属的解毒剂。硒还可降低黄曲霉毒素的毒性。硒可刺激免疫球蛋白及抗体的产生，增强机体的抵抗力，还具有抗肿瘤作用。

含硒多的食物主要有海产品、肉类、肝、肾、大米和其他谷类，食物中的硒含量受当地水土中硒含量的影响很大。中国黑龙江省克山县曾出现由于硒的缺乏造成许多心肌损害、大骨节病发生的病例，又名"克山病"，经补充亚硒酸钠药物后，取得显著疗效。

吃米带点糠，一家老小都安康。

八、维生素A

维生素A长期摄入不足，或吸收不良都可引起维生素A缺乏症，其表现为：

（1）暗适应能力降低及夜盲症；

（2）毛囊角化和干眼病；

（3）生长发育受阻；

（4）味觉、嗅觉减弱，食欲下降。

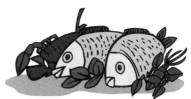

维生素A能在体内蓄积，长期过多地摄入维生素A可引起中毒，主要表现为厌食、过度兴奋、长骨末端外周部分疼痛、头发稀疏、肝肿大等。维生素A过多症的出现，大多数是由于过多地摄入维生素A制剂或吃了野生动物肝和鱼肝。

维生素A的食物来源主要是动物肝脏、鱼肝油、牛奶、蛋黄。胡萝卜素在体内能转变为维生素A，食物来源主要是绿色蔬菜和瓜果。

九、维生素B_1

维生素B_1含量丰富的食物有粮谷、豆类、干果、动物心脏、肝、肾、脑、瘦猪肉及蛋类。谷类是中国人的主食，是维生素B_1的主要来源，过分去除麸皮或烹调前淘洗过度都会造成维生素B_1的大量损失。另外，肝损害者、酗酒者、长期血液透析的肾病患者、长期慢性发热的病人都可能发生体内维生素B_1的缺乏。

维生素B_1缺乏症状有疲乏、淡漠、食欲差、恶心、忧郁、急躁、腿麻木等神经炎症性病状。典型的维生素B_1缺乏症当属脚气病，表现为多发性神经炎（脚端麻痹或功能障碍，肌肉萎缩，消瘦）和心脏功能异常、心室扩大、下肢水肿、心慌、气短。

十、维生素B_2

维生素B_2在自然界分布很广，在动物性食品，尤其是动物肝脏、肾

 粗粮杂粮营养全，既保身体又省钱。

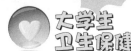

脏、心脏中含量较高,奶类和蛋类中也含的较多。植物性食品除豆类外,一般含量不高。当人体长期缺乏维生素B_2时,可出现多种临床表现,常见有:

① 口角炎,口角乳白及裂开等;

② 唇炎、舌炎;

③ 阴囊皮炎;

④ 脂溢性皮炎;

⑤ 眼部症状、睑缘炎、畏光与巩膜出血等。

十一、维生素C

维生素C又称抗坏血酸,主要存在于新鲜水果及绿叶蔬菜中。维生素C易溶于水,极易被氧化,性质极不稳定,在有氧、光照、加热条件

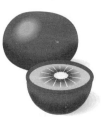

下及碱性物质、氧化酶、痕量铜铁存在时易被氧化破坏,因此食物在加碱处理、加水蒸煮,蔬菜、水果长期在空气中放置以及用铜质炊具做菜等情况下维生素C损失破坏较多。

维生素C缺乏能导致坏血病,其主要症状是倦怠、疲乏,牙龈疼痛,伤口愈合不良,关节肌肉短暂性疼痛,牙龈肿胀出血,牙床溃烂,牙齿松动,易骨折等。

第三节 合理饮食和"膳食宝塔"

改革开放以来,市场经济繁荣发展,物质生产不断丰富,人们生活水平普遍提高,饮食习惯发生较大改变,过去是以粮、菜为主,现在是以肉、奶、酒、果为主。蛋白质和脂肪的过多摄入,造成营养物质过

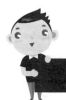 无债一身轻,无病一身福。治病一时,防病一世。

第六章 饮食与营养

剩,超重肥胖问题凸显。膳食结构不合理带来的代谢障碍,导致一些慢性病的产生,如高血压、脂肪肝、糖尿病等,对人们的健康带来很大的威胁。

膳食平衡是我们拥有健康的基础。健康的人体每天需要蛋白质、脂肪、碳水化合物(糖)、水、矿物质(钾、钠、氯)、维生素和纤维素等七大基本营养物质,另外还需要五十多种微量的营养元素,如钙、磷、铁、铜、碘、硒、锌等,这些物质的需求虽然很少,但作用不小,例如,缺碘、缺锌会对生长发育带来障碍,缺铁会造成贫血等等。

膳食的平衡是指平常的饮食要种类丰富、数量适当,获得营养素比例合理,摄入的营养素和机体消耗的营养素之间要达到相对的平衡。如果膳食不均衡,比例结构不合理,都会导致人体处于亚健康状态。

为了指导我国居民平衡膳食和健康饮食,国家卫生健康委员会结合中华民族饮食习惯以及不同地区食物可及性等多方面因素,参考其他国家膳食指南,对部分食物日摄入量进行调整,提出了符合我国居民营养健康状况和基本需求的膳食指导建议。我国于1989年首次发布了居民膳食指南,之后结合中国居民膳食和营养摄入情况、营养素需求和营养理论的知识更新,于1997年、2007年和2016年对《中国居民膳食指南》进行了三次修订。《中国居民膳食指南(2016)》中对于一般人群的膳食提出的指南建议如下。

1. 食物多样,谷类为主

每天的膳食应包括谷薯类、蔬菜水果类、畜禽鱼蛋奶类、大豆坚果类等食物。平均每天摄入12种以上食物,每周25种以上。每天摄入谷薯类食物250～400g,其中全谷物和杂豆类50～150g,薯类50～100g。食物多样、谷类为主是平衡膳食模式的重要特征。

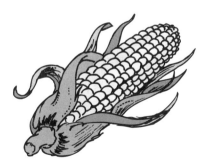

 一份预防方,胜过百份药。

2. 吃动平衡，健康体重

各年龄段人群都应天天运动，保持健康体重；食不过量，控制总能量摄入，保持能量平衡。

坚持日常身体活动，每周至少进行5天中等强度的身体活动，累计150分钟以上；主动身体活动最好每天6000步。减少久坐时间，每隔一小时站起来动一动。

3. 多吃蔬果、奶类、大豆

蔬菜水果是平衡膳食的重要组成部分，奶类富含钙，大豆富含优质蛋白质。餐餐有蔬菜，保证每天摄入300～500g蔬菜，深色蔬菜应占1/2。天天吃水果，保证每天摄入200～350g新鲜水果，果汁不能代替鲜果。

吃各种各样的奶制品，摄入量相当于每天液态奶300g。经常吃豆制品，适量吃坚果。

4. 适量吃鱼、禽、蛋、瘦肉

鱼、禽、蛋和瘦肉摄入要适量。每周吃鱼280～525g，畜禽肉280～525g，蛋类280～350g。鱼、禽、蛋、瘦肉平均每天摄入总量120～200g。优先选择鱼和禽；吃鸡蛋不弃蛋黄；少吃肥肉、烟熏和腌制肉制品。

5. 少盐少油，控糖限酒

培养清淡饮食习惯，少吃高盐和油炸食品。成人每天食盐不超过6g，每天烹调油25~30g。控制添加糖的摄入量，每天摄入不超过50g，最好控制在25g以下。每日反式脂肪酸摄入量不超过2g。足量饮水，成年人每天7～8杯（1500～1700ml），提倡饮用白开水和茶水；不喝或少喝含糖饮料。儿童少年、孕妇、乳母不应饮酒。成人如饮酒，男性一天饮酒的酒精量不超过25g，女性不超过15g。

6. 杜绝浪费，兴新食尚

习近平总书记从粮食安全的高度对制止餐饮浪费行为作出重要指示，强调要加强立法，强化监管，采取有效措施，建立长效机制，坚决制止

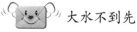
大水不到先垒坝，疾病没来先预防。

第六章 饮食与营养

餐饮浪费行为。要进一步加强宣传教育，切实培养节约习惯，在全社会营造浪费可耻、节约为荣的氛围。

　　珍惜食物，按需备餐，提倡分餐不浪费。选择新鲜卫生的食物和适宜的烹调方式。食物制备生熟分开，熟食二次加热要热透。学会阅读食品标签，合理选择食品。多回家吃饭，享受食物和亲情。传承优良文化，兴饮食文明新风。

　　为了便于大家具体实行以上合理膳食的原则，专家们根据《中国居民膳食指南（2016）》的6条核心推荐，结合我国居民的实际营养状况，又设计了便于公众理解和记忆的图形——中国居民平衡膳食宝塔。膳食宝塔的塔身分为不同颜色、不同面积大小的5层，通过每层的面积大小可以反映出每类食物推荐摄入量的多少。为了实现平衡膳食，建议每人每天每层都要吃到，而绝对不能少吃或只吃某层食物。

中国居民平衡膳食宝塔（2016）

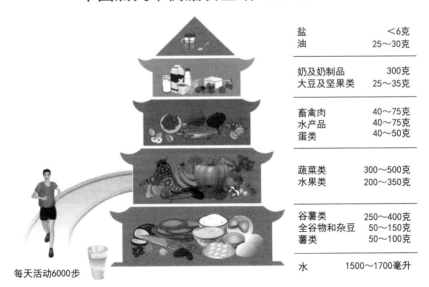

 与其病后求医，不如病前早防。

谷薯类：谷类食物位于平衡膳食宝塔的最底层，是我们食物中最重要的组成成分；谷类一般可以提供人体需要的糖类、蛋白质、膳食纤维以及维生素B。

蔬菜和水果：蔬菜和水果位于平衡膳食宝塔的第二层，是食物的第二大来源；蔬菜中有着丰富的维生素以及纤维素，纤维素是人体不能自身合成的，食用富含纤维素的食物，可以改善身体状况，还可以缓解便秘。

鱼、禽、肉、蛋类：这类食物位于膳食宝塔的第三层，这些食物均为动物性食物，为人体提供一定量的蛋白质，但这些食物并不能过多摄入，比如畜禽类食物中脂肪丰富，过多摄入易引起身体疾病。

乳类和豆类：该类位居膳食宝塔第四层，每天应吃乳类约300克，豆类食物25~35克，乳类和豆类可补充钙和蛋白质。

油脂类和食盐：位居膳食宝塔的塔尖，每天摄入量不超过30克；对于油脂类，以植物油为主，注重脂肪酸的比例；每个成人每天摄入的食盐总量不超过6克。

膳食宝塔为公众提供了简单易懂的平衡膳食指导，是实现合理营养的根本途径。希望通过科普解读，读者能够慢慢形成适合自己的平衡膳食模式，搭配出丰富多彩的日常健康饮食。

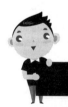

第四节　健康饮食忠告

人类为了生存就必须获得食物。有人认为"吃"是本能，天生就会不需要太多的学问，这是不对的。饮食是维持生命的必需条件，科学的饮食习惯直接影响人的寿命，疾病与饮食有关，"病从口入"这句

 医早不医迟，预防重于治。

第六章 饮食与营养

话是老百姓总结出来的真理。因此，只有把好食品入口关，才能预防和减少疾病。大学生要保证健康的生活，就必须采用科学的、合理的、正确的饮食方法。

尽早养成良好的饮食习惯，具体提出如下几点。

（1）不要挑食和偏食。凡食品都有不同的营养成分，人体需要六十多种营养物质才能维持生命和健康。没有一种天然食品能包含人体所需的各种营养素。长期偏食和挑食可以影响健康，甚至引起营养缺乏。

（2）吃荤又吃素。单纯吃素易得骨质疏松症。荤素食必须搭配，才能保证身体营养的需要，有利于健康。

（3）不要迷信"补品"。凡是营养丰富而对人体有益的物品都可以叫补品。事实上，价格昂贵的物品不一定都是补品，如鱼翅含蛋白质高达83%以上，但缺乏色氨酸，也是一种不完全蛋白质。

（4）不吃或少吃腌制、熏制、烧烤和油炸食品，如酸菜、泡菜、咸肉、熏鱼、腊肉、香肠、烤羊肉串、油条等，这类食品都含有致癌的亚硝酸盐等化学物质。动物脂肪被烧焦及油炸食品用油反复使用都会产生较强的致癌物质，导致胃癌和食道癌。

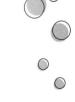

（5）不吃霉变食物。常温下食物储存时间过长，易被霉菌污染霉变，如霉变的玉米、花生、粮食等，含大量黄曲霉素等强致癌物质，可引起肝癌。

（6）少吃高脂肪食物。如长期进食脂肪过多，特别是动物性饱和脂肪，会使低密度胆固醇过高，直接导致动脉硬化，诱发冠心病。

（7）不吃过热、干硬食物。喜食烫、热、干、硬食物及喝热浓茶

大病进医院，小病进药店，无病先保健。

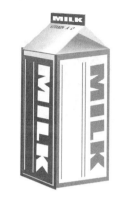

者，会发生食道黏膜损伤病变而致癌。

（8）不吃过咸食物。饮食中要低钠高钾，保持钠钾均衡。钾可促进排盐，而且在防癌抗癌中起着重要作用，如果钠盐摄入过多，在体内不断积累，而含钾的蔬果食入量又少，会导致体内钾的含量大幅下降，造成钠钾比例严重失调，易诱发癌症。含钾高的食品如竹笋、慈菇、土豆、苋菜、香蕉、荸荠、辣椒等。

（9）不可食用过多的调味品，如辣椒、胡椒、桂皮、丁香、小茴香等辛辣天然调味品，过多食用可促进癌细胞的增生。

（10）少食含热能高的食物，如含糖多的食品。

（11）饮食要有规律，切忌暴饮暴食。

（12）进食要细嚼慢咽，每顿饭进食时间不要少于20分钟。

（13）不要站立进食。站立进食可抑制胃肠正常功能的发挥。

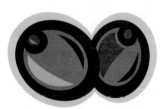

（14）喝酒前吃点食物。喝酒前吃点东西或喝些水，可以防醉。

（15）进食时忌发怒、紧张、哀伤、忧虑，否则会减弱消化吸收功能，影响味觉。

（16）不宜边看报或电视边吃。

（17）多吃些颜色深的蔬菜，深色蔬菜含胡萝卜素、维生素B_2、维生素C、镁等多种元素，营养素丰富。

近几年国际上把十大食品列为"垃圾食品"，呼吁人们尽量少吃或不吃。由于加工时加入了化学添加剂或进行了高温腌制处理，改变了食品的结构，破坏了营养物质，食用这类食品，营养价值很低，长期食用还容易造成基因突变，导致癌症的发生。这十大食品分别如下。

 减肥运动最重要，切莫贪懒嗜睡觉；清晨早起把步跑，餐后散步要记牢。

第六章 饮食与营养

1. 油炸食品

① 导致心血管疾病；

② 含致癌物；

③ 破坏维生素，使蛋白质变性。

2. 腌制食品

① 导致高血压，使肾负担过重；导致鼻咽癌；

② 影响黏膜系统（对肠胃系统有害）；

③ 易得溃疡和发炎。

3. 加工肉类食品（肉干、肉松、香肠等）

① 含三大致癌物质之一：亚硝酸盐（防腐和显色作用）；

② 含大量防腐剂（加重肝脏负担）。

4. 饼干类食品（不含低温烘烤和全麦饼干）

① 食用香精和色素过多（对肝脏功能造成负担）；

② 严重破坏维生素；

③ 热量过多，营养成分低。

5. 汽水可乐类食品

① 含磷酸、碳酸，会带走体内大量的钙；

② 含糖量过高，喝后有饱胀感，影响正餐。

6. 方便类食品（主要指方便面和膨化食品）

① 盐分过高，含防腐剂、香精（损害肝脏）；

② 只有热量没有营养。

7. 罐头类食品（包括鱼肉类和水果类）

① 破坏维生素，使蛋白质变性；

② 热量过多，营养成分低。

8. 话梅蜜饯类食品（果脯）

① 含三大致癌物质之一：亚硝酸盐（防腐和显色作用）；

② 盐分过高，含防腐剂、香精（损伤肝脏）。

 好马不停蹄，好牛不停犁。

9. **冷冻甜类食品**（冰淇淋、冰棒和各种雪糕）

① 含奶油，极易引起肥胖；

② 含糖量过高，影响正餐。

10. **烧烤类食品**

① 含大量苯并[α]芘（三大致癌物质之首）；

② 导致蛋白质炭化变性（加重肾脏、肝脏负担）。

日行万步，胜过大补

第七章
用药知识

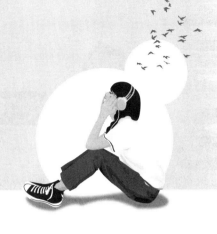

  药物是人类用以防病和治疗疾病的物质，它直接关系到人的身体健康、疾病康复、生命安全等，是一种特殊的物品。

  随着卫生保健知识的普及和非处方药的开发，人们对于常见的小病均自己用药。目前大多家庭中基本上都配备了小药箱，很多学生入学前都自备了许多药品或小病后去自购药品。在校大学生必须学习、了解一些用药常识，从而能正确用药。

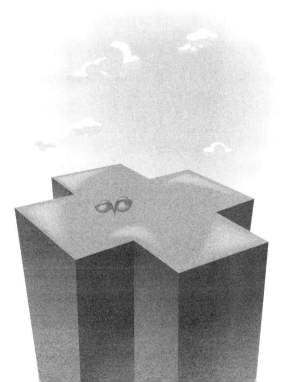

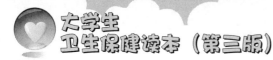

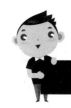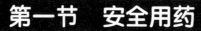

第一节 安全用药

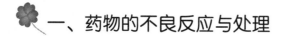

任何事物都具有两重性，药物在治病的同时也会给病人带来不良反应，甚至致命性的打击。药物的不良反应是在正常剂量下发生的，属于不可预料事件，不属于医疗事故和医疗差错，是一种客观现象，需要人去观察、分析、避免。药物的不良反应包括：副作用，毒性反应，过敏反应，特异质的反应，致畸胎等。

（1）副作用。是指药物在正常用法用量时，伴随其治疗作用出现的与治疗目的无关的反应，如神经系统的头痛、头昏、眩晕、失眠，消化系统的恶心、呕吐、腹泻、腹部不适，循环系统的乏力、心悸、心跳加快、心率缓慢，呼吸系统的咳嗽等。药物副作用一般较轻微，机体可以忍受，停药后可消失。但是，有些副作用对病人是非常有害的，如青光眼病人胃痛时，禁用阿托品，因为阿托品可使眼瞳孔扩大、眼压升高而加重青光眼病情。

（2）毒性反应。大多是由于用药剂量大或长期用药造成药量堆积，或滥用、联合用药所致。药物的毒性反应出现的快慢及严重程度在各个病人身上不尽相同，有的病人受遗传基因影响，对某种药物特别敏感，即使应用很小剂量也会出现毒性反应。一旦出现毒性反应，应立即停药，去医院检查治疗。

（3）过敏反应。过敏反应的出现与药物剂量大小无关，但与个体体质差异有关。过敏反应主要表现为皮肤局部反应及全身血管神经的变态反应。临床表现有皮肤瘙痒、皮疹、血管神经性水肿，重者可出现哮

 好马不停蹄，好牛不停犁。

第七章 用药知识

喘、胸闷心慌、口唇青紫，更有严重者会发生过敏性休克，表现为呼吸困难，血压下降，如抢救不及时会造成死亡。医学界认为，任何药物，不论采用何种给药途径，都有发生过敏反应的可能，仅仅是概率多少而言。

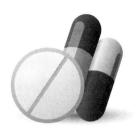

（4）异质反应。这与先天遗传有关，可发生溶血反应及多发性神经炎，遇到此类情况，唯一的处理办法就是停药，立即到医院诊治。

（5）致畸胎。孕妇服用某些药物后，可引起胎儿先天畸形。致畸主要发生在怀孕初期3个月，尤其是前8周内，如某些抗肿瘤药、激素类药、口服降糖药、抗抑郁药、抗组织胺药、镇静药等有致畸作用。

二、药物的慎用、忌用和禁用

（1）慎用。指用该药时要谨慎小心，要注意观察病人机体的反应，通常包括发热、过敏、血象、肝肾功能等。一般需要慎用的人群包括儿童、老年人、孕妇、产妇、哺乳期妇女、心肝肾功能不全者或某些特殊慢性病患者，这些人的机体对该药可能出现不良反应，故不要轻易使用。遇到"慎用"字眼，应向医生咨询后再应用为好。

（2）忌用。指避免使用，表示该种药品在某种人群或在机体某种状态下，有可能会产生明显的不良反应或明确的不良后果，当必须或急需使用某种"忌用"药物时，应在医生的指导下，寻找有类似药物作用但不良反应小的药物代替，以减轻或消除不良反应。

（3）禁用。指绝对禁止使用。表示这类药物在某种人群中一旦使用，就会出现严重的不良反应或药物中毒。凡禁用药品应该毫不含糊地禁止使用。

三、药物的有效期与失效期

（1）有效期。是指药品在一定的储存条件下，能够保持质量的

 日行万步，胜过大补。

期限。例如药品包装盒上印"有效期2001年10月"或"有效期至011031",就是说该药在2001年10月31日前有效。有的标上批号,并印上有效期几年,如"950801-2,有效期3年",表示该种药品是1995年8月1日生产的第二批,到1998年7月31日前有效。

(2)失效期。是指药品从生产出来之日起,到规定的有效期的时间,如包装盒上有"失效期2001年10月",就是说明2001年10月1日起该药就失效了。

"有效期"与"失效期"虽同是一个月份,但却相差30天,需要加以注意。

四、合理安排用药的次数和时间

药物的种类繁多,它们在体内的吸收与排泄的速度,以及在血液中的有效浓度和维持时间均有不同。维持时间长的,用药的间隔就长,每日用药的次数就少;维持时间短的,用药的间隔时间就短,每日用药的次数就多。

要求每日服1次的,应每天同一时间服用;每日服2次的,是指早晚各一次(一般指早8点,晚8点);每日服3次的,指早、中、晚各一次;每日服4次的,是指早8点,中午12点,下午4点,晚8点。有的药品为了使机体24小时都保持有效治疗浓度,明确规定数小时一次,则应在首次服用起计算,每隔几小时一次,以此类推;不需要长期服用,短期内服用的药品按医生医嘱用,如"立即服用""疼痛时服用""上车前半小时服用"等。

服药时间上的安排也很有讲究。饭前服用,一般指饭前半小时服用;饭后服用,一般指饭后半小时至1小时服用;睡前服用,一般指睡前半小时服用;空腹服用,一般指清晨空腹,约早餐前1小时服用;必要时服用,是指症状出现时服用,如退烧药在发烧时服用。

五、服药时的注意事项

(1)忌干吞药片。干吞药片会使药片黏附在食道壁上,不能很快进

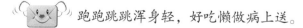
跑跑跳跳浑身轻,好吃懒做病上送。

第七章 用药知识

入胃肠道，并对食道黏膜产生刺激性，造成黏膜损伤。所以在服药前应先喝一口水，润滑一下食道再服药，一般服药要喝100mL水。

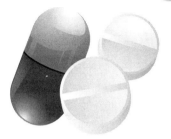

（2）忌躺着服药。服药的正确姿势应采取立位或坐位，这时食道处于垂直位，有利于药物下行入胃。如躺着服药或服药后立即躺下，其危害与干吞药片相似，还可因药物的吸收延缓而使药效降低。

（3）忌用茶水服药。茶叶中含有鞣酸，会同药物中的重金属、生物碱、蛋白质等起化学反应，而破坏药物的有效成分，影响药物的治疗效果。所以，服药一定要用白开水。

（4）忌不遵医嘱。有些人对药物的作用认识不足，认为停用、少用或多用无所谓。临床研究表明，血药浓度的大起大落，不仅使疗效不稳定，而且会由于一时的服药过量而增强药物的毒副作用，甚至引起中毒。自行将药量减少，还会导致细菌产生耐药性而加重病情。

（5）忌擅自多药合用。一些患者求治心切，多处就诊，常会发生多药合用的现象，少则三四种，多则七八种，如配伍不当，不良反应的发生率会成倍增加。因此，除非是遵医嘱，不要多药合用，否则可能会造成严重后果。

第二节　怎样阅读说明书

每种药品都应有说明书，它对病人了解该药的成分、作用、适应证、禁忌证、用法、用量和有效期等均十分重要，因此要仔细阅读，弄清适应证、禁忌证、配伍禁忌、剂型、规格及使用方法。

不怕天寒地冻，就怕手脚不动。

一、药名

药品的名称通常有商品名和通用名（学名）两种，通用名是世界通用的，一般以英文的译名表示，商品名可因不同生产厂家或不同剂型而异，如"达克宁霜"是商品名，其通用名为"咪康唑霜"。又如治疗胃溃疡的药物奥美拉唑（通用名），其商品名可为"洛赛克""奥克"等。

二、药物组成

有些药品为单一成分，有些药品是多种成分复合制剂，凡是复合而成的药物，大多说明书里有药物组成说明，如感冒药"日夜百服宁"的"日用片"，每片含乙酰氨基酚500mg、盐酸伪麻黄碱30mg、氢溴酸右美沙芬15mg，而"夜用片"除含有"日用片"成分外，还加有扑尔敏2mg。有的病人同时服用其他药物，必须弄清药物之间有否相互影响。

三、适应证

即作用与用途，根据药品的药理作用及临床应用情况，将该药确有疗效的疾病或症状列入，如"左氧氟沙星胶囊"的适应证主要包括敏感菌所致的上呼吸道、肠道、泌尿生殖道感染，也可用于耳鼻喉科、妇科、外科、皮肤科等的感染性疾病及淋病的治疗。另外在一些中成药说明书中还常用"功能与主治"标示。

四、用法用量

许多药的重量用g（克）、mg（毫克）等表示，容量用mL（毫升）表示，并按1g = 1000mg，1L = 1000mL的比例换算，如每片0.5g与每片500mg是相同的。

药物用量常注明一日几次，每次多少量等，用以正确指导用药。儿

庄稼施肥丰收，健身才能长寿。

第七章　用药知识

童常用每日每公斤体重多少量表示。

　　药品的用法，则需要根据该药的剂型的特性，注明为口服、肌肉注射、静脉用药、外用及饭前饭后服、睡前服等。

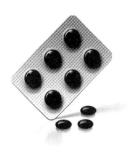

　　同一种药可能有不同剂型和规格。如抗高血压药波依定有5mg、10mg两种规格，病人应严格按照说明书中的规定用药，严格用药剂量、次数，保证用药的有效性和安全性，不得随意增减。

五、不良反应

　　许多药物在使用过程中会出现各种不同的副作用。除药物本身的因素外，副作用与用药者的身体素质、健康状况有关。有些药会刺激胃肠道，引起恶心、呕吐等反应；有些药对肝、肾有毒性，使用过程中易引起肝肾功能损害，这些不良反应在说明书中都有注明。

六、注意事项

　　为了安全用药，必须注意该药的慎用、忌用、禁用说明及保管方法。另外，还应了解该药与其他药物共用时产生相互作用的情况，如红汞不能与碘酒合用。

七、有效期或失效期

　　药品均应注明有效期，超过有效期或达到使用期限（失效期）后则失效。有效期的计算是从药物的生产日期算起。药物的标签应列有有效期的终止日期。

八、生产日期及批号

　　药品的生产日期按年、月、日标示，产品批号则标示同一天药品生

 脑怕不用，身怕不动。

产的批次，一般以6位数字标示，其中前两位标示年，中间两位标示月，后两位标示日，如产品批号为030515，则表示2003年5月15日生产的药。

九、批准文号

是指该药品的生产许可证号，一般标有"国药准字"字样。

十、生产厂家

包括地址和电话号码。

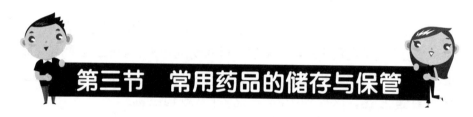

第三节 常用药品的储存与保管

一、需要密封储存的药

有些药品有吸湿的特性，在潮湿的空气中，尤其是在夏季易吸湿、潮解、变质，因此，对这些药品一定要用玻璃瓶密封存放，不能用纸袋或纸盒存放。维生素B_1、苏打片、氯化钾、鱼肝油滴剂在空气中可被氧化成红色，维生素C遇空气被氧化成淡棕色，因此应密封储存。

二、需要低温储存的药

（1）遇热易变质的药，如维生素B_2、人血丙种球蛋白、胰岛素、破伤风抗毒素、血液制品和生物制品等。

（2）易燃、易爆、易挥发的药，这类药物除了放置在低温处外，还

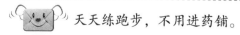

天天练跑步，不用进药铺。

第七章 用药知识

要注意密封，如挥发油、十滴水、碘酊及各种酒精制剂。

（3）遇热易变形的药，如各种栓剂。

 三、需避光储存的药

如灭吐灵、氨茶碱、维生素C、维生素K、安络血等，应储存在棕色瓶中。

 四、个人及家庭中药品的保管

（1）将药品放在密闭的容器中，放在低温、阴冷干燥处，避免阳光直接照射。

（2）有特殊气味或有毒的药品要分别储存，不同品种的药不能混合存放。

（3）定期检查药品的质量及有效期，凡有下列情况及过期的药品不可再用。

① 药片类：糖衣片如出现变色、发霉、表面碎裂、溶化等现象，药片由原来的白色变为黄色，有斑点、松散、潮解等，出现裂纹、漏粉、粘连等现象，都不能再用。

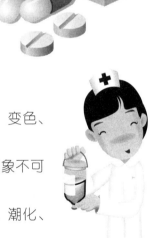

② 酊剂、糖浆剂类：如出现渗漏、沉淀、变色、发酵、发霉、有异味等情况应及时倒掉。

③ 粉剂、冲剂类：如出现结块、霉变等现象不可再用。

④ 中成药：如果发现药丸或药片有生虫、潮化、发霉等，不可再用。

⑤ 眼药水：眼药水和注射液一样，是澄清的水溶液，如出现结晶、絮状物或霉点不可使用。

⑥ 外用药膏：药膏一般较稳定，但如果保存不当

 一勤生百巧，一懒生百病。

或时间过长，也可变质，发生水油分离、干涸或有异味等，遇到这种情况也不能使用。

⑦注射液：注射液多为水溶液，如出现浑浊、沉淀、絮状物和变色现象，都不可使用。注射液原则上应在低温下保存。

第四节　常用药品及注意事项

一、内服药

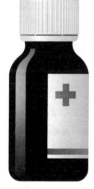

1. 感冒药

（1）西药：百服宁、白加黑、新康泰克、快克。

（2）中药：抗病毒冲剂、正柴胡冲剂、板蓝根冲剂、双黄连口服液、三九感冒灵等。

（3）注意事项：疾病治疗过程中，原则上中、西医药结合可提高药效。在医治单纯性感冒时，原则上选用一种西药加一种中成药，切忌增加中西药的品种，否则不利于健康。

2. 止咳、化痰、平喘药

（1）西药：咳必清、必嗽平、舒喘灵、氨茶碱、酮替芬。

（2）中药：急支糖浆、蛇胆川贝液、棕色合剂、强力枇杷膏。

（3）注意事项：止咳化痰药仅是呼吸道疾病的辅助性药物，切忌盲目加大剂量及增加品种。止咳药一般在饭前服用为宜。

3. 止吐、止泻、助消化药

（1）西药：胃复安、吗叮啉、思密达。

（2）中药：黄连素、参苓白术丸、健胃消食片、涩肠止泻药。

勤劳体魄健，养气真浩然。

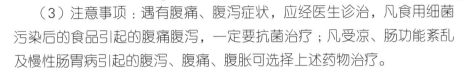

（3）注意事项：遇有腹痛、腹泻症状，应经医生诊治，凡食用细菌污染后的食品引起的腹痛腹泻，一定要抗菌治疗；凡受凉、肠功能紊乱及慢性肠胃病引起的腹泻、腹痛、腹胀可选择上述药物治疗。

4. 胃肠解痉药

（1）西药：普鲁本辛、654-2片、阿托品。

（2）注意事项：此类药属抗胆碱能神经药，服用后易引起口干、心跳加速、排尿不畅等，只适用于胃肠痉挛性疼痛及临时止痛，对于中枢性神经性头痛、关节痛无效。

5. 抗过敏药

（1）西药：扑尔敏、息斯敏、敏迪、非乃根、苯海拉明。

（2）注意事项：易引起嗜睡、疲乏等现象，切忌超量，原则上每日1～2次，每次1片，对于驾驶员、高空作业人员、厨师等危险作业者，需慎用。

6. 镇静、安眠药

（1）西药：舒乐安定、安定、速可眠。

（2）注意事项：此类属于精神、神经系统抑制药物，一定要在医生的指导下应用。

7. 便秘药

（1）西药：酚酞。

（2）中药：麻仁丸、番泻叶。

（3）注意事项：泻药不能长期使用，通便后则停止使用。便秘者尽量养成规律进食和定时排便习惯，或食用具有润滑、导泻作用的食物，以达到通便的效果，平时适量多食用些香蕉、蜂蜜、麻油等。

8. 跌打损伤药

（1）西药：扶他林。

（2）中药：三七片、云南白药、跌打丸。

（3）注意事项：凡跌打损伤后服用一些活血化瘀的药物，可加快痊愈。跌打损伤病愈合病程较长，少则一周，多则3个月，所以服药时间

人越困越懒，嘴越吃越馋。

也长。另外，此类药对胃有一定刺激，一般都需在饭后服用。

9. 防治中暑药

（1）中成药：十滴水、人丹、藿香正气水。

（2）注意事项：防治中暑药为夏令用药或临时急救使用，非常规性连续用药，症状改善即停用。

10. 防治冻疮药

（1）中成药：冻疮膏。

（2）注意事项：冻疮药为冬令药品，起到预防冻疮及防止冻疮面扩大的作用。一旦皮肤发生冻疮或溃烂，不能单纯涂冻疮膏，而应请医生正确医治。

11. 晕车、晕船药

（1）西药：晕海宁、扑尔敏。

（2）注意事项：防治晕车（船）应在乘车、船前半小时服用1～2片，若中途效果不佳，可再加服一次。

12. 维生素类药

（1）西药：维生素B_1、B_2、C、E、复合维生素B。

（2）注意事项：此类药为某些急慢性疾病的辅助药，服用约一周以上才能见效，但也不能当作营养保健药长期服用。

二、外用药

1. 常用药品

① 2%红汞液（红药水）、2%碘酒、碘伏、75%酒精、3%双氧水。

② 红梅素软膏、肤氢松软膏、硝酸咪康唑、鱼石脂软膏、消炎止痛膏、马云龙痔疮膏、京万红软膏、清凉油、开塞露。

③ 复方土槿皮酊、红花油、云南白药喷雾剂。

④ 伤湿膏、天和骨痛膏、追风膏、季德胜蛇药片。

⑤ 呋麻滴鼻液、左氧氟沙星滴眼液、洁霉素滴耳油、金梅素眼膏。

 勤勤恳恳使你青春常在，懒懒散散使你未老先衰。

第七章 用药知识

⑥ 高锰酸钾、止血海绵、创可贴、愈裂膏。

2．注意事项

① 开放性伤口首先要用肥皂或清水清洗，然后用双氧水、生理盐水清洗，再涂以碘伏或酒精等消毒，最后包扎。

② 闭合性软组织损伤，先冷敷2小时，再加压包扎，24～48小时以后才能涂以活血化瘀止痛药，如红花油或贴伤湿膏。

③ 创可贴只限于临时贴敷及止血用，贴大约两小时后应重新消毒处理，并用消毒纱布敷盖。

④ 创口涂用红药水后，不能再涂碘酒。

小贴士

如何正确使用创可贴？

① 创可贴只能用于未污染而新鲜的出血性小伤口，对于污染的伤口不宜使用，而应到医院治疗。

② 创可贴只能临时使用，不能长久贴，使用2～3小时（或流血停止）后应改用消毒纱布包扎。

③ 使用创可贴后的伤口局部应保持干燥，不能接触水。

④ 皮肤轻度擦伤、出血少的伤口不宜使用创可贴。

⑤ 伤口已发生渗出糜烂、化脓等细菌感染后不宜使用创可贴。

 莫让身子娇，莫叫肚子饱。

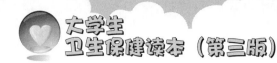
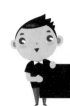

第五节 抗生素的使用原则

抗生素又叫消炎药，常用的抗生素有阿莫西林、罗红霉素、阿奇霉素、克林霉素、诺氟沙星、强力霉素、庆大霉素以及头孢菌素类。滥用抗生素会因产生耐药性而降低疗效。据统计，一些抗生素的有效率已从20年前的90%降到20%以下，而且还可能诱发体内菌群失调和继发感染，影响人的听力，损害肝肾功能，甚至全身免疫力下降。因此，专家呼吁在使用抗生素时一定要注意以下9条原则。

① 能用窄谱的就不用广谱的；能用初级的就不用高级的；能用一种能解除疾病就不联合用药。

② 能用口服制剂解除疾病的就不要打针；能肌注治疗的就不要静脉滴注。

③ 服用抗生素要严格照医嘱规定的间隔时间，如每日4次，即每6小时服一次；每日3次，即每8小时服1次，而不是每日3顿饭时服用。

④ 按处方规定用药，切忌用用停停，以免影响效果或产生耐药性。

⑤ 因细菌性感染导致发热，经用抗生素治疗体温恢复正常，主要症状消失后，要及时停用抗生素。

⑥ 一般情况下，抗生素不能作为预防性用药，特别是广谱抗生素。

⑦ 避免外用抗生素，特殊情况下使用也应由医生决定，特别是青霉素类、头孢菌素类及氨基糖苷类抗生素（卡那霉素、庆大霉素）。

⑧ 病毒感染可能性较大时，一般不用抗生素；发热原因不明，且无可疑细菌感染者不宜使用抗生素。

⑨ 根据感染的病原体选择合适的抗生素，如肺部疾患中的支原体感染应选择使用阿奇霉素、罗红霉素，相反，头孢类抗生素对此无效。

 勤廉者长寿，懒馋者短命。

第八章
职业卫生

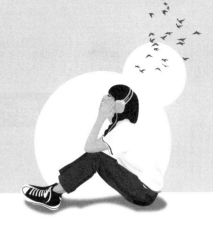

在生产劳动过程中，无时无刻不存在着影响劳动者健康的潜在因素，其中包括物理、化学、生物因素和管理不善的人为因素，若不采取有效措施消除其危害，就极易发生工伤事故和职业性疾患。

经过三年的学习，绝大多数高职学生都要走上所学专业的工作岗位，成为工矿企业生产的一线作业人员，因此必须学习掌握有关职业危害、职业病防治、安全生产、自我保健等知识，使自己能够采取安全防护技术和卫生保健措施。

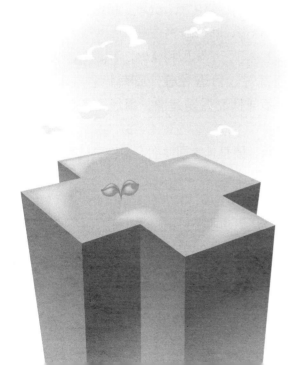

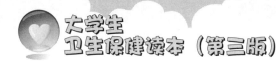

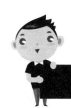

第一节 职业性危害因素

在日常的生产作业过程中，可能会接触到各种各样的职业性危害因素，了解这方面的知识，加强自我保护，对预防职业病的发生有一定帮助。这些职业性危害因素，按其来源可以分为以下三类。

一、生产过程中接触的有害因素

1. 化学因素

工业生产中，作业工人所接触的生产原料、中间体、辅助剂、成品、副产品、杂质和废弃物等，有可能是不同毒性程度的化学毒物。

（1）常见的工业性化学毒物及危害

① 金属与类金属，如铅、汞、锰、铬、砷、磷等，有各自的器官毒性。

② 刺激性气体，如氨、氯、二氧化硫、二氧化氮、光气、硫酸二甲酯、臭氧等，急性中毒可出现急性支气管炎、肺气肿。

③ 窒息性毒物，如一氧化碳、硫化氢、二氧化碳和氰化物等。

④ 有机溶剂，如醇类、酯类、氯烃、芳香烃等，具有脂溶性、亲神经性，具有麻醉作用。此外，苯可抑制骨髓造血，氯烃可引起肝损害。

⑤ 苯的氨基、硝基化合物，如苯胺、硝基苯等可使血红蛋白氧化为高铁血红蛋白，失去携氧的功能，出现紫绀和缺氧。

⑥ 杀虫剂，如有机氯、有机磷、氨基甲酸酯和拟除虫菊酯类杀虫剂，杀虫剂主要作用于中枢神经系统，中毒时可发生昏迷、抽搐。

 勤劳的人力大，懒惰的人病多。

（2）生产性粉尘危害

工业生产过程中，进行固体物料的破碎、研磨、熔融，粉料的装卸、运输、混拌以及气态物质的升华、氧化等操作时，都可能接触生产性粉尘。作业工人长期吸入生产性粉尘，能引起肺组织纤维化，导致尘肺病。

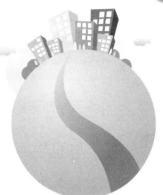

常见的生产性粉尘如下。

① 无机粉尘，如石英、石棉、石墨、滑石、煤、铁、铅、锌、锰、稀土、水泥、陶瓷、玻璃、合金材料等。

② 有机粉尘，如毛、羽、丝、棉、麻、谷物、蔗渣、木、茶、合成树脂、合成纤维等。

实际生产环境中，各种粉尘往往是混合存在的。

2. 物理因素

（1）异常气象条件，如高温、热辐射、高湿和低温等。

（2）异常气压，如高气压、低气压等。

（3）噪声、振动、超声波等。

（4）非电离辐射，如可见强光、紫外线、红外线、射频、微波、激光等。

（5）电离辐射，如X射线、γ射线等。

3. 生物因素

如炭疽杆菌、布氏杆菌、森林脑炎病毒及蔗渣上的霉菌等。

二、劳动过程中的有害因素

① 劳动组织和制度的不合理，如劳动时间过长，工休制度不健全或不合理等。

② 劳动中精神过度紧张，生产流水线上的装配作业工人经常发生。

 锈坏不如用坏，闲死不如忙死。

③ 劳动强度过大或劳动安排不当，如安排的作业与劳动者的生理状况不相适应，或生产定额过高，或超负荷的加班加点等。

④ 个别器官或系统过度紧张，如由于光线不足而引起的视紧张等。

⑤ 长时间处于某种不良的体位或使用不合理的工具、设备等。

三、与卫生条件不良有关的有害因素

① 生产场所设计不符合卫生标准，如厂房矮小、狭窄，车间布置不合理，特别是把有毒和无毒工段安排在同一个车间里等。

② 缺少必要的卫生工程技术设计，如没有通风换气或照明设施，未加净化而排放烟尘或污水。

③ 缺少防尘、防毒、防暑降温、防噪声的措施、设备，或虽有但不完善，效果不好。

④ 安全防护设备和个人防护用品方面的配制有缺陷。

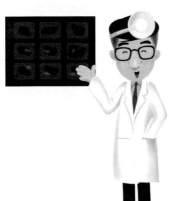

第二节 职业病

职业性有害因素作用于人体，当其强度或浓度与累积时间超过一定限度时，人体就可能出现相应的临床症状和体征，这类有明确因果关系的疾病称为职业性疾病，或广义的职业病。凡由政府主管部门明文规定的职业病称为法定职业病或狭义的职业病。一般法定职业病必须具备以下三个条件：

 勤以增寿，俭以养德。

① 该疾病应与工作场所的职业性有害因素密切有关；

② 所接触的有害因素的剂量（强度或浓度）无论多少，已导致疾病的发生；

③ 必须区别职业性与非职业性疾病所起的作用，前者的可能性必须大于后者。

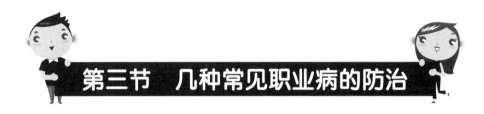

第三节　几种常见职业病的防治

一、矽肺防治

矽肺是长期吸入大量游离二氧化硅粉尘而引起的以肺组织纤维化为主要病理特征的全身性病症，它是尘肺中最为严重的一种职业病，它的影响面广，是中国最常见的一种职业病。可能发生矽肺的生产作业，主要有采矿、基建筑路、隧道开凿、水利工程、地下建筑工程、采石、石粉加工、玻璃陶瓷、耐火材料业、建材业和铸造等。凡能接触石英或含石英的一切粉尘的作业，都要预防发生矽肺。

矽肺的主要病理改变是肺组织的纤维化变异导致矽结节的形成，矽肺早期无明显体征，当病程进展到一定程度或当有合并症发生时，可出现呼吸系统和循环系统功能不全的各种体征，如气短、胸闷、胸疼、咳嗽，并呈进行性加剧。X线胸片检查是矽肺诊断的重要依据。

矽肺的个人预防措施主要是加强作业时的个人防护，坚持戴过滤口罩或防尘口罩，提倡戒烟；凡有活动性肺结核或被确诊为矽肺的病人，应及时脱离粉尘作业并接受治疗。

动则不衰，乐则长寿。一动治百病。

二、几种常见工业毒物急性中毒的急救

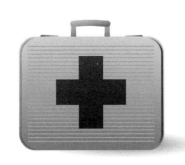

1. 一氧化碳

无色、无臭、无刺激性气体。急性中毒以神经系统症状为主。轻者表现为头痛、眩晕、昏迷。

急救：立即将中毒者移至新鲜空气处，解开领口，保持呼吸道通畅。注意除痰或给予氧气吸入，一般轻度中毒者吸入新鲜空气或氧气后会立即好转。

2. 苯的氨基、硝基化合物

苯类化合物大都属于沸点高、挥发性较低的液体，主要以粉尘或蒸气的形态存在于空气中，可经呼吸道和完整皮肤吸收。主要毒性：能形成高铁血红蛋白，使血液失去携氧功能，出现紫绀，损害肝脏，可引起中毒性肝炎，同时损害肾脏及神经系统。

急救：首先将患者移至空气洁净地点，立即脱去污染衣服，用5%醋酸清洗皮肤上毒物，再用肥皂水和微温水冲洗，应特别注意手、足和指甲等部位。生理盐水冲眼，呼吸困难时给氧，必要时进行人工呼吸。处理高铁血红蛋白血症，出现轻度症状者，仅需休息和饮含糖饮料，重度症状者静脉注射1%亚甲蓝溶液5～10mL。

3. 氯气

氯气是黄绿色有剧烈窒息性的气体，在高压下液化为液氯，可溶于水和碱溶液。主要作用于支气管，导致支气管痉挛、支气管炎和支气管周围炎，吸入量大时可引起中毒性肺水肿。浓度为3～9mg/m³时即有明显气味，刺激眼鼻。

急救：立即将患者移至空气新鲜处静卧，注意保暖，松解衣带，吸氧，使用支气管解痉剂，给服镇静剂。严重中毒者出现呼吸困难、紫

水不动生虫，人不动生病。

第八章 职业卫生

绀、肺水肿时应加压给氧。皮肤污染用大量清水冲洗。

4. 氨气

氨气是无色有强烈刺激性气体,易溶于水。主要对上呼吸道有刺激和腐蚀作用,浓度过高时可使神经系统兴奋性增加,引起痉挛。

急救:将中毒者脱离现场,吸氧,保持呼吸道通畅,控制肺水肿的发生。皮肤污染和灼伤时,可用大量水及时冲洗,再用硼酸溶液洗涤。眼灼伤也应早期用水冲洗。

5. 光气

光气在常温下为无色气体,有腐草气味,常制成液体储于钢瓶中。主要损害呼吸系统,毒性比氯气大10倍,对眼鼻有轻微刺激,20mg/m³时短时间吸入,主观上已不能忍受。

急救:患者迅速脱离现场,脱去污染衣服,静卧,保温,及早给予氧吸入,预防肺水肿,2%碳酸氢钠液洗眼。

6. 苯、甲苯、二甲苯或含苯混合注液

为芳香味液体,易挥发,微溶于水,能与有机溶剂混溶。主要对中枢神经系统有麻醉作用,经皮肤吸收量较轻微。

急救:立即将病人移到空气新鲜处,保持呼吸道通畅,中毒较重者给予氧气吸入,注意防治脑水肿。溅入眼内时应用清水彻底冲洗。

7. 汽油

无色或淡黄色易挥发和易燃气体,具有特殊气味。为麻醉性毒物,主要引起中枢神经系统功能障碍,高浓度会引起呼吸中枢麻痹。

急救:轻症患者脱离现场,呼吸新鲜空气,若遇呼吸停止即进行人工呼吸,注意防止脑水肿。

8. 磷化氢、磷化锌、磷化铝

磷化氢为无色气体,有烂鱼气味,微溶于乙醇、乙醚,易被活性炭

 锻炼要学长流水,防病莫作一阵风。

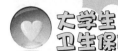

吸收。磷化锌为灰色结晶粉末，遇酸迅速分解产生磷化氢，为灭鼠熏杀虫剂。磷化铝为灰绿色粉末，遇水分解为磷化氢，也为熏杀虫剂。急性中毒潜伏期一般在24小时内，多数在1～3小时内发病。磷化氢通过破坏微血管内皮而损害脏器，造成神经系统和心、肝、肾的病变。

急救：一般对症处理，预防并及时处理脑水肿、肺水肿。误服磷化锌中毒者，先服1%硫酸铜液，每次一匙，至呕吐为止，再用1∶5000高锰酸钾洗胃，并给予活性炭吸附，然后用硫酸镁导泻。

9. 有机磷农药

有机磷农药成品剂型有乳剂、油剂、粉剂、喷雾剂和颗粒等。纯品有机磷酸酯为油状液体，大部分品种带有大蒜臭味，难溶于水，易溶于有机溶剂，对光、热及氧较稳定，但遇碱易分解。急性中毒时，由于毒物侵入的途径不同，症状发生的顺序往往有差别。吸入中毒时，先出现呼吸道症状，呼吸困难和视力模糊，然后出现其他全身中毒症状；眼部接触毒剂后可出现急性瞳孔缩小；皮肤接触中毒时，最早症状为不安、共济失调、流涎、出汗、肌张力减低及大小便失禁，以后出现肌束颤动；消化道中毒时，出现胃肠道症状，以恶心、呕吐最为普遍。严重中毒时，都以中枢神经系统抑制症状为主，致死原因主要是中枢性呼吸衰竭所致的窒息。

急救：工农业生产性中毒应立即将患者移出有毒场所，脱去污染的衣服，用微温水和肥皂彻底清洗皮肤，特别要注意头发、指甲等处附藏的毒物。对经口中毒者，要尽快进行彻底洗胃。常用的有机磷中毒，特效解毒剂有抗胆碱剂和胆碱酯酶复能剂。抗胆碱剂最常用的为阿托品，胆碱酯酶复能剂有氯磷定、解磷定、双复磷和双解磷。

 运动劲出来，歇着病出来。

第九章
疾病预防

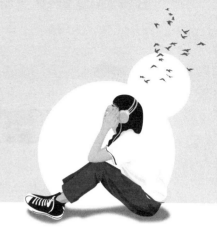

目前中国高等院校办学条件比以前提高了许多，学生的饮水、饮食、居住和学习环境等基本设施相对来说还是比较好的，但由于学生群体居住，相互间密切接触，校园内仍是传染病好发的地方。改革开放以来，世界上各种传染病接踵而来，一些老的传染病有死灰复燃的趋势。每个学校每年均会出现少量的肝炎、肺结核、性病等病例。其次，感冒、肠炎、胃炎、结膜炎、扁桃腺炎、皮肤过敏性皮炎等常见病在学生中发病率很高，这些疾病对学生身体健康及学业完成带来很大影响，如果平时掌握一些预防知识，是完全可避免的。本章就大学生常见的多发病及传染性疾病的预防作一简要介绍。

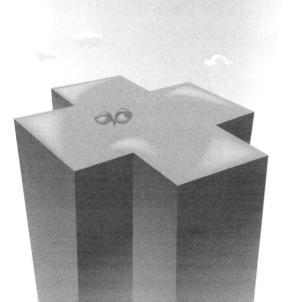

第一节 大学生的疾病特征

大学生的各项生理机能正处于旺盛时期，体格健壮。由于在入学时经过严格体检，群体健康状况较好。但在校园生活中脱离父母亲戚照应，生活上靠自理，自我保健能力差，生活中仍可能生病。此时可以看到大学生具有与其他青年人不同的疾病特征。

1. **疾病与集体生活有关**

大学生过集体生活，同吃同住，同锻炼，同学习，一切都在人员集中的地方活动，这为呼吸道疾病的传播提供了环境因素，往往一人感冒，立即造成本寝室的人都患感冒，然后短期内引起全班的大多数人都感冒。大学生的就诊病因中，呼吸道疾病及相关疾病，如鼻炎、扁桃腺炎、咽炎占学生就诊比例的70%。其他通过呼吸道传染流行的疾病还有风疹、麻疹、腮腺炎、猩红热等。

2. **疾病与不良生活习惯有关**

不良生活习惯是造成疾病的因素之一，如不注意个人卫生常会发生疖肿、疥疮、股癣、脚癣，不注意饮食卫生则会患腹泻、肠炎、细菌性痢疾、伤寒、传染性肝炎；不按时就餐、以零食为主、偏食或不食早餐易引发胃病、口腔溃疡；不按时就寝、常熬夜、娱乐过度会造成抵抗力下降，引发感冒。

以上疾病在大学生中的发病率常较当地的同龄人为高，这些确实与个人生活习惯和不良的卫生行为有关。有些疾病还导致个别学生休学或退学，有的甚至危及学生生命。改善生活环境，养成个人的良好卫生习

 减肥运动最重要，切莫贪懒嗜睡觉；清晨早起把步跑，餐后散步要记牢。

第九章 疾病预防

惯和健康的生活方式，能有效地降低以上疾病的发病率。

3．疾病与学习活动有关

大学生在校四年（大专生三年）期间要完成全部专业课程，学习任务紧张而繁重，竞争也相当激烈。如果学习方法不得当或不注意劳逸结合，长期的紧张可导致神经系统的功能紊乱。相互间的攀比还可构成无形的压力。这些压力状态过频、过强或持续过久，就会引起躯体的各种症状，大学生的神经精神疾病和心身疾病的发生都源于此，较常见的神经精神疾病有神经衰弱、抑郁症、焦虑性神经症、癔症、精神分裂症等；常见的心身疾病有消化性溃疡、心动过速、心律失常、甲状腺功能亢进、高血压、痛经、月经失调等。以上疾病严重危害学生的健康和学习，是导致大学生休退学的主要原因。因此，改进学习方法，提高学习效率，注意用脑卫生和心理卫生，是保证大学生心身健康的重要措施。

大学生视力不良也与学习生活密切相关。目前大学生视力不良率甚高，这一方面是由于入学新生的视力不良率极高，同时也与大学生连续学习时间长及学习方式有关。因此大学生应注意用眼、用脑卫生及视力的保护。

4．疾病与体育运动有关

大学生是活泼好动的群体，普遍爱好体育活动，但大多数学生并非专业运动员，对运动卫生知识了解甚少，又未经系统的正规训练，运动技术不熟练，缺乏自我保护意识，有时还由于运动场地和设施的不良，造成大学生的运动创伤发生率极高，对大学生的健康和学习造成影响，甚至发生严重的后果。

 多食五谷粗粮好，营养均衡食莫挑；快乐心情伴左右，健康美丽乐逍遥。

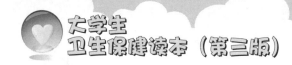

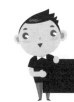

第二节 传染病防治

一、传染病的基本概念

1. 什么是传染病

传染病是指由病原微生物，如细菌、病毒、衣原体、真菌、立克次体、螺旋体、朊毒体和寄生虫感染人体后产生的有传染性、在一定条件下可造成流行的疾病。

传染病种类很多，它可通过不同方式和途径直接或间接的传播，可在人群中造成散在发生和暴发流行。

2. 传染病的分类

根据《中华人民共和国传染病防治法》，我国将传染病分为甲类、乙类和丙类。甲类传染病是强制管理的传染病，乙类传染病是严格管理的传染病，丙类传染病监测管理的传染病。

甲类传染病：鼠疫、霍乱等。

乙类传染病：新型冠状病毒感染的肺炎、传染性非典型肺炎、艾滋病、病毒性肝炎等。

丙类传染病：流行性感冒、流行性腮腺炎、风疹、急性出血性结膜炎、麻风病等。

非典型肺炎、新冠肺炎、人感染高致病性禽流感、艾滋病、炭疽中的肺炭疽等采取甲类传染病的预防、控制措施。

 苦求还童灵芝草，不如经常把步跑。

第九章 疾病预防

按照传播途径的不同，可把传染病分为四类：呼吸道传染病、消化道传染病、血液传染病、体表传染病等。

3. 传染病的危害

传染病对人类健康造成极大危害，它的流行严重地影响着经济发展、社会稳定乃至国家安全。

鼠疫是传染性极强、病死率极高、对社会造成危害性极大的烈性传染病。公元6世纪、14世纪和19世纪末全球爆发过三次鼠疫大流行，死亡一亿四千万人，大大超过第一、第二次世界大战的死亡人数。这一疫病仍在继续威胁人类，1994年，印度苏拉特市爆发鼠疫流行，800多人染病，死亡50多人，造成经济损失200多亿美元。1949年7月，我国华北北部部分地区发生鼠疫，蔓延300余里，计有鼠疫患者69人，死亡66人，给当地群众造成了很大生命威胁。1988年，我国部分地区暴发流行甲型病毒性肝炎（简称甲肝），仅上海市就32万人发病，经济损失巨大。1988年，新疆暴发霍乱病流行，发病人数达3961人。

进入21世纪，人类交往更加密切，经济合作更加紧密，传染病的爆发性流行会给各国的人员交往、经济社会发展带来更大影响。2003年的非典型性肺炎给当时我国的经济发展造成了严重影响。2019年年底，我国湖北地区突发新冠肺炎，给我国经济发展造成了巨大的损失，也给全球社会发展带来了巨大的影响。

二、我国传染病防治成就

纵观历史，传染病伴随着人类文明进程而来，并对人类文明产生了深刻的影响。可以说人类的历史就是与传染病斗争的历史。正如威廉·麦克尼尔在《瘟疫与人》一书中提到的："才智、知识与组织都无法改变人们在面对寄生性生物入侵时的脆弱无助，自从人类出现，传染性疾病便随之出现，什么时候人类还存在，传染病就存在。传染病过去是，而且以后也一定会是影响人类历史的一个最基础的决定因素"。

 脑子越用越灵，细胞老化越慢。

我国是一个人口大国,从古至今都受到传染病的威胁。建国之初,天花、鼠疫、霍乱、血吸虫、黑热病等传染病肆虐流行,严重危害人民群众的健康,我国政府高度重视传染病防治,陆续出台一系列方针政策,组织全国力量进行传染病防治,在传染病防控、改善人民群众健康状况方面取得骄人的成就,为人类的健康事业作出了卓越贡献。

1. 消灭天花

天花是一种由天花病毒引起的烈性传染病,死亡率高达25%。我国民间过去曾流传着一个顺口溜:"天花天花,不死则麻",足见过去人们对天花的恐惧和无奈。早在公元10世纪,中国就发明了人痘接种术预防天花病,从17世纪80年代俄国派医生来中国学习开始,人痘接种术逐渐传播到世界各地。18世纪90年代,英国人爱德华·琴纳发明了牛痘接种技术,牛痘接种比人痘接种更安全,从而开创了人类预防天花的新时代。

1950年,我国天花患者达4万余人,因天花而死亡者就有7765人。为了消灭天花,1950年10月,中央人民政府发布周恩来总理签发的《关于发动秋季种痘运动的指示》,在全国推行普遍种痘。随后,卫生部颁布了《种痘暂行办法》,在全国推行免费普种牛痘。

1952年,全国各地接种牛痘达5亿多人次。1958年,全国天花病例数锐减为300多例。1959年春天,由于境外天花病例输入,云南创源县发生了天花暴发流行,共造成672人发病,96人死亡,这是中国境内最后一次天花暴发流行。1961年,随着我国最后一例天花病人的痊愈,中国境内再未见到天花病例。

1966年,WHO(世界卫生组织,简称世卫组织)在第19次世界卫生大会上决定开展全球性扑灭天花运动,并通过了消灭天花的决议。1977年10月26日,全球最后一例天花患者——索马里炊事员阿里·马奥·马丁治愈。1980年5月8日,WHO于在肯尼亚首都内罗毕召开的

 青年时代的锻炼比黄金还贵。

第九章 疾病预防

第33次世界卫生大会上宣布,危害人类数千年的天花已被根除,此后全球停止了牛痘接种。

2. 血吸虫病防治

血吸虫病在民间俗称"大肚子病",是一种严重危害人类健康和社会经济发展的人畜共患的寄生虫病。在我国已经有2100多年的历史。感染人的血吸虫主要有6种:埃及血吸虫、曼氏血吸虫、日本血吸虫、湄公血吸虫、间插血吸虫和马来血吸虫,流行最广的是前三种。我国是日本血吸虫病流行最严重的国家,也是全球血吸虫病危害最严重的4个国家(中国、埃及、苏丹、巴西)之一。

血吸虫孵化的"中间站"是生长在河湖沼泽里的钉螺,人通过接触钉螺而感染血吸虫病。20世纪80年代前,每到夏季气温高时,很多人都会下湖、下河游泳或洗澡,接触疫水的时间长,身体暴露的面积也大;另外,在洞庭湖、鄱阳湖湖滨和长江沿岸等一些地区,洪水季节到来时,由于抗洪抢险突击下水人数增多,因此,受感染的人数也有可能增加。一般来说,急性血吸虫感染以夏季最为常见。

建国初期,血吸虫病曾在我国长江流域及其以南的十几个省、区、市流行,受威胁的人群达1亿,夺走了众多人的生命,被称为"瘟神"。1951年党中央成立中共中央血防九人小组,专门领导血吸虫病防治工作,预防血吸虫病的群众运动蓬勃兴起。1953年国务院下文,令各省、市、县都要建立血吸虫病防治机构。1956年制订的《全国农业发展纲要》第26条明确规定:"在七至十二年间消灭血吸虫病",此后,中共中央、国务院和中央血防领导小组几乎每年都有血吸虫病防治的相关文件下发。

1958年,毛泽东主席在得知江西省余江县首先消灭了血吸虫病的喜讯后,非常激动,欣然写下了七律《送瘟神》二首:

绿水青山枉自多,华佗无奈小虫何!

千村薜荔人遗矢,万户萧疏鬼唱歌。

坐地日行八万里,巡天遥看一千河。

 铁不炼不成钢,人不动不健康。

牛郎欲问瘟神事,一样悲欢逐逝波。

春风杨柳万千条,六亿神州尽舜尧。
红雨随心翻作浪,青山着意化为桥。
天连五岭银锄落,地动三河铁臂摇。
借问瘟君欲何往,纸船明烛照天烧。

1985年,中共中央血吸虫病防治领导小组公告:"至1984年年底,全国已治愈血吸虫病病人一千一百多万,消灭钉螺面积一百一十多亿平方米,有七十六个县(市、区)消灭了血吸虫病,一百九十三个县(市、区)基本消灭了血吸虫病……",所取得的成就,充分体现了社会主义制度的优越性。2008年,全国达到血吸虫病疫情控制标准,2015年达到血吸虫病传播控制标准,此后我国血吸虫病防治工作已全面向传播阻断乃至消除迈进。2016年以后,我国血吸虫病流行区继续坚持"预防为主、标本兼治、分类指导、综合治理、联防联控"的工作方针,因地制宜,实施以传染源控制为主的综合防治策略,全国96.5%的血吸虫病流行县(市、区)达到传播阻断或消除标准,其中达到消除标准的县(市、区)占流行县(市、区)的75%以上。

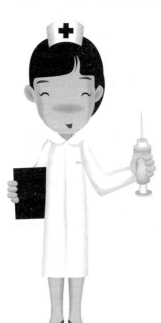

3. 结核病防治

结核病,俗称"痨病",是一种伴随人类历史最长,造成死亡人数最多的慢性传染病。在20世纪40年代链霉素等抗结核药物发明之前,结核病几乎是不治之症。

1979年全国第一次结核病流行病学抽样调查结果显示,我国活动性肺结核患病率为717/10万,涂阳肺结核患病率187/10万,较1949年大幅下降。自1981年开始,国家制

 静而不动,眼花耳聋;有静有动,无病无痛。

第九章 疾病预防

定并实施了3个全国结核病防治10年规划。2005年1月，启动了结核病管理信息系统。2011年国务院办公厅又下发了《全国结核病防治规划（2011—2015年）》。2013年，卫生部发布了《结核病防治管理办法》。近年来，我国结核病疫情上升势头得到有效遏制，结核病防治取得了举世瞩目的成就。2010年第五次全国结核病流行病学抽样调查显示，我国活动性肺结核患病率为459/10万，其中传染性肺结核患病率为66/10万，较1979年下降了64%。

4. 病毒性肝炎防治

（1）甲型肝炎。甲型肝炎是由甲型肝炎病毒（HAV）感染所致的传染病，主要通过粪—口途径传播，其流行与社会经济发展、生活习惯、卫生条件和疫苗接种等密切相关。1988年，上海发生全球最大规模甲肝感染，超过30万人感染。2007年，甲型肝炎疫苗纳入国家计划免疫，我国多数地区已从甲肝高流行区转为中或低流行区。

（2）乙型肝炎。中国是乙型肝炎高流行区，全球肝癌患者一半在中国，其中80%以上由乙肝所致，因此有效预防控制乙肝能够有效减少肝癌发生。1992年第二次全国乙肝血清流行病学调查显示，人群乙肝病毒表面抗原（HBsAg）阳性率为9.75%。随着各种新药不断被研发出来，慢性乙肝患者通过抗病毒治疗可以有效控制疾病进展，防止进展至肝硬化和肝癌，甚至使一些失代偿性肝硬化逆转为代偿性肝硬化，并且保持稳定。

1992年，国家正式将乙肝疫苗接种纳入计划免疫管理，同时颁布并实施《全国乙肝疫苗免疫接种实施方案》，我国乙肝发病率大幅下降，至2014年，我国1~29岁人群的HBsAg阳性率已降至2.6%。2002年，我国又将乙肝疫苗纳入国家免疫规划，免费为新生儿提供乙肝疫苗接种，并要求新生儿出生后24小时内接种乙肝疫苗。2006年，全国乙肝血清流行病学调查结果显示，新生儿童HBsAg阳性率已降至0.96%。2012年5月，我国提前实现了将5岁以下儿童HBsAg携带率控制在1%以下的目标。2014年，第四次全国乙肝血清流行病学调查显示，1~4

 丰收靠劳动，身体靠锻炼。

岁、5～14岁和15～29岁人群中HBsAg阳性率分别0.3%、0.9%和4.4%，从这个数据可以看出，低年龄组通过乙肝疫苗接种，有效地控制了乙肝病毒的感染。

（3）丙型肝炎。丙型肝炎是丙型肝炎病毒（HCV）感染导致的传染性疾病，病情可发展为肝硬化、肝癌。HCV主要经血液和破损的皮肤和黏膜传播。我国自1993年开始对献血员筛查HCV抗体，自2015年开始对HCV抗体阴性的献血员筛查HCV RNA，因此通过输血途径的传播已很少发生。丙型肝炎进展缓慢、隐匿，常被称为"沉默的杀手"，患者常常一旦被诊断，即已发展至肝硬化或肝癌，失去了治疗的最佳时机，因此，HCV感染高风险人群应主动到医院进行筛查。

（4）丁型肝炎。丁型肝炎是由丁型肝炎病毒（HDV）引起的急性和慢性肝炎症病变，具有传染性。HDV是有基因缺陷的小RNA病毒，其复制和传播必须依赖乙型肝炎病毒（HBV）的存在。与单纯HBV感染相比，HDV合并HBV感染者病情更重，可快速进展为肝硬化甚至肝癌。由于其感染依赖于HBV，因此提高HBV疫苗接种率是预防HDV感染的有效措施。

（5）戊型肝炎。戊型肝炎属于"病从口入"的疾病，在老年人群中发病率相对较高。2000年以后，随着我国经济水平提高和卫生设施改善，其流行得到控制，但需要注意防止局部的暴发流行。

5. 流行性出血热防治

流行性出血热又称为肾综合征出血热，以鼠类为主要传染源，经多种方式传播，以发热、低血压休克、充血出血和肾损害为主要表现。20世纪80年代曾在我国暴发流行。党和国家高度重视流行性出血热防治工作，制订了《流行性出血热防治方案》，提出预防性治疗等一系列行之有效的诊疗方案，大大降低了出血热的发病率和病死率。

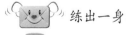 练出一身汗，小病不用看。

第九章 疾病预防

 三、我国传染病防治的进程

建国初期，我国的传染病防治工作方针是：预防为主，卫生工作与群众运动相结合。1952年开始，党和政府领导人民群众开展大规模的爱国卫生运动，组建了各级卫生防疫站。1958年2月12日，中共中央、国务院发出《关于除四害讲卫生的指示》，提出要在10年或更短一些的时间内，完成消灭苍蝇、蚊子、老鼠、麻雀的任务。通过整治城乡环境，大力消灭"四害"，积极防治以鼠疫、霍乱、天花三大烈性传染病为重点的严重危害人民群众健康和生命的疾病，取得了举世瞩目的成就。（注：随着社会的不断发展变化，如今的"四害"为苍蝇、蚊子、老鼠、蟑螂）

1955年，经国务院批准，卫生部颁发了《传染病管理办法》，首次对传染病实行了分类管理，要求各级卫生医疗单位应把传染病管理作为一项重要任务来抓。《传染病管理办法》的实施，不仅使传染病防治工作开始形成法治化管理雏形，而且强调了专业防治的重要性，对于有效预防控制急性传染病的发生和流行起到了积极的作用。

1978年，经国务院批准，卫生部颁发了《急性传染病管理条例》，并相继出台了与之相配套的防治霍乱、鼠疫等一系列管理办法、规定、技术方案，使传染病防治工作逐步走向法治化管理，急性传染病的发病率大大下降。

1989年2月21日，第七届全国人民代表大会常务委员会第六次会议审议通过了我国第一部传染病防治法——《中华人民共和国传染病防治法》（以下简称传染病防治法），于当年9月1日起正式施行。

1991年12月6日，卫生部颁发《中华人民共和国传染病防治法实施办法》，从此，传染病防治工作全面纳入法制管理轨道。

通过坚持不懈地努力，我国目前已经有效地预防和控制了各种传染病的流行，我国居民的人均预期寿命已从建国初期的35岁提高到目前的77岁。但是，传染病防治的形势依然严峻，已控制的传染病有重新

 人老脚先衰，腿勤人寿高。

抬头的趋势，加上新发传染病的出现，传染病的预防控制工作依旧不能松懈。

四、加强大学生传染病防控教育

大学校园是一个人员高度集中、高度密集的地方，大学生群体又是一个思想非常活跃、生理机能旺盛、社会流动面广的群体。因此，加强大学生传染病防控教育，对有效防控传染病的传播显得尤为重要。

《传染病防治法》第一章第十条明确规定"国家开展预防传染病的健康教育""各级各类学校应当对学生进行健康知识和传染病预防知识的教育"。

《普通高等学校传染病预防控制指南》（WS/T642—2019）中明确：学校应定期对学生进行传染病预防控制知识、技能的健康教育。新生入学后1个月内健康教育培训应不少于1学时；在校期间应开展形式多样的健康教育，每学年不少于1学时。

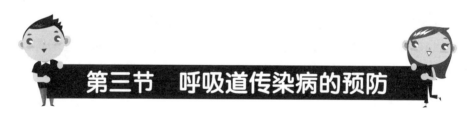

第三节 呼吸道传染病的预防

一、基本概念

1. 什么叫呼吸道传染病

呼吸道传染病是指病原体从人体的鼻腔、咽喉、气管和支气管等呼吸道侵入而引起的有传染性的疾病。

2. 常见的呼吸道传染病种类

常见有流行性感冒、麻疹、水痘、风疹、流脑、流行性腮腺炎、肺

若要健，日日练。活动活动，浑身轻松。

第九章 疾病预防

结核等。

3. 常见的呼吸道传染病病原体

主要有病毒、细菌、支原体和衣原体等。例如流感病毒、麻疹病毒、脑膜炎球菌、结核杆菌等。

4. 什么情况下容易患呼吸道传染病

呼吸道与外界相通，受各种病原体侵袭的机会较多，由此而引起呼吸道传染病的发生。

冬春季是呼吸道传染病的高发季节，天气骤变的情况下也易发病。

儿童、老年人、体弱者、营养不良或慢性疾病患者、过度劳累者、精神高度紧张者等容易患呼吸道传染病。

二、呼吸道传染病的临床表现

不同的呼吸道传染病有不同的临床表现。

流感：一般表现为发病急，有发热、乏力、头痛及全身酸痛等明显的全身中毒症状，咳嗽、流涕等呼吸道症状轻。

麻疹：症状有发热、咳嗽、流涕、眼结膜充血，口腔黏膜有麻疹黏膜斑及皮肤出现斑丘疹。

水痘：全身症状轻微，皮肤黏膜分批出现迅速发展的斑疹、丘疹、疱疹与结痂。

风疹：临床特点为低热、皮疹和耳后、枕部淋巴结肿大，全身症状轻。

流脑：主要表现为突发高热、剧烈头痛、频繁呕吐、皮肤黏膜瘀斑、烦躁不安，可出现颈项强直、神志障碍及抽搐等。

流行性腮腺炎：以腮腺急性肿胀、疼痛并伴有发热和全身不适为特征。

肺结核：是一种慢性传染病，主要表现为发热、盗汗、全身不适及

 丝不织不成网，体不练不强壮。

咳嗽、咳痰、咯血、胸痛、呼吸困难等。

三、呼吸道传染病的传播途径

（1）传染源：主要为病人或隐性感染者。

（2）传播途径：主要经空气飞沫传播，也可通过直接密切接触或间接接触传播。

（3）人群易感性：人群对多数呼吸道传染病普遍易感。有的病后有一定免疫力或持久免疫力，或者通过接种疫苗获得一定的免疫力。

四、呼吸道传染病的日常预防

针对呼吸道传染病的传播途径，应采用综合性预防措施，主要包括：

（1）经常开窗通风，保持室内空气新鲜。大学生宿舍是集体居住环境，相对家庭居住环境，一般空气比较污浊，尤其现在条件好了，都安装了空调，每天开窗通风几次是必须保证的。

（2）搞好宿舍环境卫生，保持室内和周围环境清洁。大学生集体宿舍是大家共同的居住家园，要热心搞好宿舍卫生，积极保护好宿舍及周围整洁的卫生环境。

（3）养成良好的个人卫生习惯，不要随地吐痰，勤洗手。有资料归纳出勤洗手的8个好处：预防流感、保持乐观、提高信心、血管保健、预防胃病、预防红眼病、预防手足口、预防交叉感染等。所以为了降低了疾病的发生率，确保身体健康，就要养成勤洗手的习惯。

洗手的正确方法：流水冲，手心、手背、指缝搓擦，指尖清理，擦干。

七步洗手法：内—外—夹—弓—大—立—腕。先用流动洁水淋湿手心手背，按照七步洗手口诀步骤顺序清洁双手，每个步骤至少来回搓擦5次，特别要注意指缝与指尖的清洁，之后使用流动洁水清洗后用一次

 健康乃是事业之母。

第九章 疾病预防

性纸巾或消毒的毛巾擦净。

制备食品前、饭前便后、外出回家后、接触公共物品后、戴口罩前及脱口罩后等情况必须洗手,未洗手前不要用手触摸口眼鼻。

(4)保持良好的生活习惯,多喝水、不吸烟、不酗酒。吸烟有害健康。大学生应自觉维护无烟校园的有关规定。有烟瘾的大学生应遵守大学校园控制吸烟的有关规定。特别是在室内吸烟,不仅对自身健康不利,还严重影响他人身体健康,必须坚决杜绝。酗酒也不利于健康,大学生要加强自控力,拒绝酗酒。

(5)积极参加锻炼身体,逐渐增强体质,提高自身抗病能力。统计显示,由于缺少锻炼,大学生的体质令人担忧。要积极响应团中央、国家体育总局、教育部的联合号召,走下网络、走出宿舍、走进操场,每天锻炼一小时,强健自身体魄,提高自身免疫力。

(6)保持均衡饮食,注意劳逸结合,提高自身抗病能力。注重营养均衡,荤素搭配,特别是多吃新鲜的绿叶蔬菜。大学集体生活,要养成早睡早起的习惯,拒绝熬夜。统计显示,熬夜是大学生健康的一大杀手。身体一旦疲劳,自身免疫力就下降。

(7)根据天气变化适时增减衣服,避免着凉。气候变化时以及运动前后,要随时增减衣服。运动后不能洗冷水澡。夜间睡觉要关闭门窗。不要对着电风扇、空调吹风。空调温度设置冬天不要太高、夏天不要太低。献血后的同学、女生经期特别要注意休息和保暖。

(8)养成热水洗脚的习惯。用热水泡脚可以起到预防感冒的作用,可以边喝开水边泡,让身体发汗。中医认为,泡脚有四大好处:促进血液循环,刺激足部的穴位、反射区和经络,辅助治疗疾病,改善睡眠,消除失眠症。同时要注意:太饱太饿时都不宜泡脚,脚气患者要小心感染,严重心脏病、低血压病、糖尿病患者不宜泡脚,水温不宜太高。

(9)疾病流行期应少串门,尽量避免到人群密集和通风效果差的公共场所去,避免接触呼吸道传染病患者。

(10)如果有发热、咳嗽等症状,应及时到医院检查治疗。当发

 钢铁要千锤百炼,身体要经常锻炼。

生传染病时，应主动与健康人隔离，尽量不要去公共场所，防止传染他人。

（11）不要自行购买和服用某些药品，不要滥用抗生素。

（12）一般人群可在医生的指导下有针对性地进行预防接种。

第四节　非典和新冠肺炎的预防

非典型肺炎和新冠肺炎，按照其传播的途径分类，都属于呼吸道传染病。鉴于这两种传染病都是新发传染病，而且在全球范围内广泛传播，造成了巨大经济损失，产生了重大社会影响，所以单独列编为一节，重点加以介绍。

一、非典

1. 什么是非典

非典，即非典型肺炎（英文:severe acute respiratory syndrome，缩写：SARS）的简称，也叫传染性非典型肺炎，又称严重急性呼吸综合征。它是一种由SARS冠状病毒（SARS-COV）引起的急性呼吸道传染病，其起病急，传播快，传染性强，病死率高。

2. 非典的传播途径

非典主要是通过近距离呼吸道飞沫及密切接触传播，人群普遍易感。

3. 非典的临床表现

潜伏期为1～16天，一般是3～7天，以发热为首发症状，可有畏寒症状，体温常超38℃，伴有头痛、肌肉酸痛、全身乏力和腹泻，有明显的呼吸道症状，包括咳嗽、少痰或干咳，也可伴有血丝痰。重症病例发生呼吸衰竭、急性呼吸窘迫综合征、休克和多脏器功能衰竭。非重症

铁要趁热锻，人要从小练；自幼勤锻炼，年老身体健。

第九章　疾病预防

病例一般于病程2～3周后发热减退，其他症状与体征减轻乃至消失，但肺部炎症需待体温恢复正常2周后才能完全恢复正常。临床治疗以对症和支持治疗为主。

4. 非典的流行

非典最早是于2002年11月16日在广东顺德暴发的。而第一例报告病例是于2002年12月15日在广东河源市发现的，2003年1月10日，该患者康复出院，后被认定为中国首例非典型肺炎报告病例。当时由于疫情尚未充分展现，我国政府在2003年2月之前并没有每日向世卫组织通报广东地区的疫情。2月10日我国政府将该病情况通知了世卫组织，在最初提供的数据中，只列出广东省的发病状况，当时正值中国春节前后，由于春运的大量人口流动，导致了疫情的扩散。

2003年暴发的"非典"疫情历时8个月，在国内蔓延至26个省、市、区（含台湾、香港地区），席卷了全球30多个国家和地区。至2003年7月13日，全球非典患者人数、疑似病例人数均不再增长，当次非典疫情基本结束。

截至2003年8月16日，中国大陆地区累计报告非典确诊病例5327例，死亡349例，发病率0.39/10万，死亡率0.023/10万，病死率6.6%。城市病例数占总病例数的81.1%；此外，中国香港累计报告确诊病例1755例，死亡300例；中国台湾665例，死亡180例；加拿大251例，死亡41例；新加坡238例，死亡33例；越南63例，死亡5例。

另据世卫组织2003年8月15日公布的统计数字，截至2003年8月7日，全球因非典死亡人数919人，病死率近11%。由此可见，我国的非典病死率几乎只是国际平均水平的一半，治愈率是非常高的。

5. 非典的预防

因非典是呼吸道传染病，所以呼吸道传染病的预防措施同样适用于非典。针对呼吸道传染病的传播途径，应采用综合性预防措施，主要包括：

 最好的运动是走路，有恒、有序、有度。

（1）经常开窗通风，保持室内空气新鲜。

（2）搞好宿舍环境卫生，保持室内和周围环境清洁。

（3）养成良好的个人卫生习惯，不要随地吐痰，勤洗手。

（4）保持良好的生活习惯，多喝水、不吸烟、不酗酒。

（5）积极参加锻炼身体，逐渐增强体质，提高自身抗病能力。

（6）保持均衡饮食，注意劳逸结合，提高自身抗病能力。

（7）要根据天气变化适时增减衣服，避免着凉。

（8）养成热水洗脚的习惯。

（9）疾病流行期应少串门，尽量避免到人群密集和通风效果差的公共场所去，避免接触呼吸道传染病患者。

（10）如果有发热、咳嗽等症状，应及时到医院检查治疗。当发生传染病时，应主动与健康人隔离，尽量不要去公共场所，防止传染他人。

（11）不要自行购买和服用某些药品，不要滥用抗生素。

（12）外出佩戴医用口罩。

6. 非典的应对

（1）控制传染源

① 疫情报告。我国已将非典列入《传染病防治法》法定传染病乙类管理，并规定按甲类传染病进行报告、隔离治疗和管理。发现或怀疑出现本病例时，应尽快向卫生防疫机构报告。做到早发现、早报告、早隔离、早治疗。

② 隔离治疗患者。对临床诊断病例和疑似诊断病例应在指定的医院按呼吸道传染病分别进行隔离观察和治疗。

③ 隔离观察密切接触者。对医学观察病例和密切接触者，如条件许可应在指定地点接受隔离观察，为期14天。在家中接受隔离观察时应注意通风，避免与家人密切接触，并由卫生防疫部门进行医学观察，每天测量体温。

（2）切断传播途径

① 社区综合性预防。减少大型群众性集会或活动，保持公共场所

 强者不是没有眼泪，只是可以含着眼泪向前奔跑。

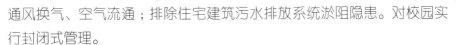

第九章　疾病预防

通风换气、空气流通；排除住宅建筑污水排放系统淤阻隐患。对校园实行封闭式管理。

② 保持良好的个人卫生习惯。不随地吐痰，避免在人前打喷嚏、咳嗽、清洁鼻腔，且事后应洗手；确保住所或活动场所通风；勤洗手；避免去人多或相对密闭的地方，应注意戴口罩。

③ 按规按时测量体温。进入学校大门、宿舍门要主动接受体温检测。个人每天要进行两次体温检测，并按规定及时上报学校。

④ 医院应设立发热门诊。疫情传播期间，应建立本病的专门通道。发热患者应到发热门诊就诊。

（3）保护易感人群

保持乐观稳定的心态，均衡饮食，多喝汤饮水，注意保暖，避免疲劳，保证足够的睡眠以及在空旷场所做适量运动等，这些良好的生活习惯有助于提高人体对重症急性呼吸综合征的抵抗能力。

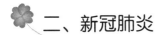二、新冠肺炎

1. 什么是新冠肺炎

新冠肺炎，即新型冠状病毒肺炎（英文：Corona Virus Disease-19，缩写：COVID-19）的简称。COVID-19是世卫组织对"新型冠状病毒感染的肺炎"的正式命名，并于2020年1月11日（日内瓦时间）对外发布。

新冠肺炎是由新型冠状病毒（β属冠状病毒）感染引起的肺炎，目前所见传染源主要是新型冠状病毒感染者，无症状感染者也可能成为传染源。

2. 新冠肺炎的传播途径

新冠肺炎是主要通过呼吸道飞沫和密切接触传播。在相对封闭的环境中长时间暴露于高浓度气溶胶情况下存在经气溶胶传播的可能。由于在粪便及尿液中可分离到新型冠状病毒，应注意粪便及尿液对环境污染

知足不贪，安贫乐道，力行趣善，不失其常。

造成气溶胶或接触传播。人群普遍易感，可出现聚集性发病。

3. 新冠肺炎的临床表现

潜伏期1～14天，多为3～7天。以发热、干咳、乏力为主要表现。少数患者伴有鼻塞、流涕、咽痛、肌痛和腹泻等症状。重症患者多在发病一周后出现呼吸困难或低氧血症，严重者可快速发展为急性呼吸窘迫综合征、脓毒症休克、难以纠正的代谢性酸中毒和多器官功能衰竭等。值得注意的是重型、危重型患者病程可为中低热，甚至无明显发热。多数患者预后良好，老年人和有慢性基础疾病者预后较差。

临床上一般通过结合流行病学史、个体症状、核酸及血清学检测、胸部CT综合判断是否感染。

4. 新冠肺炎的流行

在这里，编者以武汉市、湖北省、国家等各级卫健委发布通报的时间顺序来描述疫情从出现、发展到流行的过程，力图让读者了解疫情传播给社会造成的后果，从而引起读者对全社会都要高度重视传染病防控的共鸣。

2019年12月，国内武汉地区出现新冠肺炎首发病例（从2020年1月11日的"专家解读不明原因的病毒性肺炎最新通报"中，可以判断2019年12月8日出现首发病例），从武汉市卫健委第一份"肺炎疫情的情况通报"（2019年12月31日），第二份"不明原因的病毒性肺炎情况通报"（2020年1月3日），到第三份通报（2020年1月5日），把"不明原因的病毒性肺炎"病原体初步判定为"新型冠状病毒"，在第5份通报（2020年1月12日）中，第一次有了"新型冠状病毒感染的肺炎"的名称。

（1）疫情的出现

据武汉卫健委网站12月31日公告："近期部分医疗机构发现接诊的多例肺炎病例与华南海鲜批发市场有关联，市卫健委接到报告后，立即在全市医疗卫生机构开展与华南海鲜批发市场有关联的病例搜索和回顾性调查"。武汉市组织专家进行会诊，专家分析认为上述病例系病毒性

 举动适时，自得其所者，所适皆安，可以长久。

第九章 疾病预防

肺炎，当时调查未发现明显人传人现象，未发现医务人员感染，对病原的检测及感染原因的调查持续进行。

（2）疫情的发展

前面提到，武汉市卫健委关于疫情的第一份通报是在2019年12月31日，在1月11日第4份通报中，把"不明原因的病毒性肺炎"病原体初步判定为"新型冠状病毒"，第5份通报就有了"新型冠状病毒感染的肺炎"的名称。在2020年1月9日，出现首例新冠肺炎死亡病例。

2020年1月14日，泰国报告确诊1名来自武汉的新冠肺炎病例，这是首例国外新冠肺炎确诊报告。

2020年1月14日，武汉市卫健委网站还公布了知识问答，文中称"尚未发现明确的人传人证据，不能排除有限人传人的可能，但持续人传人的风险较低"。

2020年1月16日通报了第2例死亡病例。

2020年1月18日通报的数据在维持了多日的41例后，开始增加为45例。

2020年1月19日通报，确诊病例数增加到62例。

2020年1月20日通报确诊病例数136例。

2020年1月21日早上通报数据：确诊病例数为198例，死亡4例；下午通报数据：确诊病例数为258例，死亡6例。由此可以看出，新冠肺炎已经开始在武汉爆发流行。2020年1月22日，湖北省宣布启动突发公共卫生事件Ⅱ级应急响应。1月23日凌晨，武汉宣布封城，这是新中国成立以来，第一次对一个千万人口级别的城市采取最严厉的防疫管控措施。

（3）疫情的爆发流行

首先介绍一下国内疫情发展情况。

1月19日，广东确认了首例确诊病例。

1月20日，国家卫健委高级别专家组组长、中国工程院院士钟南山做客央视节目，确认了新冠肺炎疫情"存在人传人现象"，引发全国广

 管住一张嘴，迈开两条腿。

泛关注。因为此前武汉卫健委发布的通报中，一直都是沿用着"未发现明显的人传人证据，未发现医务人员感染"报道。

编者整理了国家卫健委通报的新冠肺炎部分数据，在此呈现给读者。

1月21日，全国确诊病例291例，其中：湖北270例，北京5例，广东14例，上海2例。同时日本出现1例，泰国2例，韩国1例。这是在国家卫健委网站上呈现的关于"新型冠状病毒感染的肺炎疫情情况"的第一份通报。

1月22日，全国确诊病例440例，其中湖北375例。疫情已扩展到全国13个省（区、市）。泰国增加了1例。

1月23日，全国确诊病例571例，其中湖北444例。死亡17例，均来自湖北省。疫情已扩展到全国25个省（区、市）。

境外通报确诊病例：中国香港1例，中国澳门1例，中国台湾1例；美国1例，日本1例，泰国3例，韩国1例。

这里请注意，只是相隔1天，国内有报告病例的省份几乎翻了一番，可见疫情扩散的速度相当快。

1月23日，当晚8时左右，广东宣布启动突发公共卫生Ⅰ级响应，拉响了Ⅰ级响应的"战斗警报"。

1月24日，全国确诊病例830例，疫情扩展到了29个省，累计死亡数增至25例。累计收到港澳台地区通报确诊病例5例，其中香港特别行政区2例，澳门特别行政区2例，台湾地区1例。累计收到国外通报确诊病例9例，其中泰国3例（2例已治愈），日本1例（已治愈），韩国1例，美国1例，越南2例，新加坡1例。从数据上看，全国爆发流行的态势已然形成。

1月24日，全国已有十四个省市启动突发公共卫生事件Ⅰ级响应。

1月25日，大年初一，习近平总书记主持召开中央政治局常委会，专题研究新冠肺炎防控工作。到这一天为止，全国除未发现新冠肺炎病例的西藏外，境内30个省区市全部宣布启动Ⅰ级响应。

1月27日，大年初三，国务院发出通知，延长春节假期。此后，教

 饮食加运动，健康体态美。

第九章　疾病预防

育部门宣布推迟开学。根据中央部署，以孙春兰副总理为组长的中央指导组抵达疫情的"风暴眼"武汉，对新冠肺炎疫情一线防控工作等展开全面"督战"。

自此，全国各地商店陆续停业，大部分工厂停产，学校停课，工地停工，交通停运，最大限度地阻断了疫病的传播途径。事实证明，我国政府所采取的疫情防控措施，极大地减缓了疫情的蔓延速度。

1月30日，西藏通报出现1例确诊病例，至此全国所有省份都出现了确诊病例，31个省区市均已启动了突发公共卫生事件Ⅰ级响应。

2月中下旬，除湖北以外，全国多地疫情蔓延的势头得到遏制。2月24日，广东宣布调整为二级响应，紧接着甘肃、辽宁、贵州、云南、山西等省份也调整为二级。

截至3月16日，境内共有6个省市仍处于Ⅰ级响应状态中，分别为：湖北、北京、上海、河北、河南和天津；二级响应的有13个：广东、四川、浙江、黑龙江、山东、宁夏、吉林、江苏、福建、江西、湖南、重庆、西藏。三级响应的11个：甘肃、陕西、辽宁、广西、内蒙古、海南、云南、贵州、新疆、安徽、山西。四级响应的1个：青海。

3月17日，我国内地首次无本土新增疑似病例。

3月18日，武汉市自疫情发生以来，确诊病例和疑似病例首次"新增双零"。

3月13日，随着最后一个新冠肺炎病人在江阴市定点医院出院，江苏省所有新冠肺炎病人全部治愈出院，这意味着在这场抗疫大战中，江苏以100%治愈率、零死亡率、援鄂人数最多（2757人）、医护人员零感染率、境外零输入病例获得抗疫全胜！

截至3月20日，我国内地连续3日无新增本土确诊病例。自3月11日世卫组织宣布疫情已具有大流行特征以来，累计境外输入病例从85例增长到269例。

从3月25日零时起，武汉市以外地区解除离鄂通道管控，有序恢复对外交通，离鄂人员凭湖北健康码"绿码"安全有序流动。

　起得早，睡得好，七分饱，常跑跑。

从4月8日零时起,武汉市解除离汉离鄂通道管控措施,有序恢复对外交通,离汉人员凭湖北健康码"绿码"安全有序流动。

4月26日下午,国家卫生健康委新闻发言人、宣传司副司长米锋通报,经过武汉和全国援鄂医务人员的共同努力,至4月26日,武汉在院新冠肺炎患者清零!

4月27日,据新华社消息,湖北省、武汉市疫情防控已由应急性超常规防控向常态化防控转变。经习近平总书记和党中央批准,中共中央政治局委员、国务院副总理孙春兰率中央指导组于4月27日离鄂返京。

到编者成稿的4月底,我国的抗疫战斗仍在进行中。但新冠肺炎疫情防控工作已取得阶段性成绩,从巩固成果、严防境外输入,转到了外防输入、内防反弹的新阶段。相信在中国共产党的领导下,中国人民一定能取得新冠肺炎疫情防控的最终胜利。

国外疫情的发展情况简介如下。

国外最早的新冠肺炎确诊病例通报,是2020年1月13日泰国发现1例来自武汉的确诊病例。

1月20日,日本确诊1例,泰国确诊2例,韩国确诊1例。

1月23日,中国香港确诊1例,中国澳门1例,中国台湾1例;美国1例,日本1例,泰国3例,韩国1例。

1月24日,越南、新加坡出现病例。

1月28日,世卫组织总干事谭德赛到访中国。

进入2月,日本、韩国流行加速,疫情开始在全球蔓延,进入3月,全球蔓延加速,意大利、伊朗、西班牙、法国等先后爆发流行。3月10日,意大利对北部伦巴第大区采取的封闭措施扩展至全国。

3月11日,世卫组织宣布:新冠肺炎形成"全球大流行",这是传染病传播的最高级别。

3月12日晚,中国医疗队专家组到达罗马,至此,中国已向意大利、伊朗、伊拉克等3个国家派出了医疗专家组。同时向多个国家提供了医疗物资。

 多笑笑,莫烦恼,天天忙,永不老。

第九章 疾病预防

当地时间3月13日下午，美国宣布进入应对新冠肺炎紧急状态。

当地时间3月14日晚，西班牙宣布从即日起，除购买食品、就医和工作等活动外，市民必须待在家中，不得在街上走动。非必要的公共场所全部对公众关闭。

当地时间3月14日，法国宣布当晚12时起关闭全国所有"非必需"公共场所，直到新命令下达为止。

根据美国约翰斯·霍普金斯大学的统计以及美国有线电视新闻网（CNN）追踪的公共卫生机构数据，截至3月15日，中国以外的新冠肺炎确诊病例数超过8.5万人。而同一时间，中国（不含港澳台地区）累计报告确诊病例80860例，港澳台地区累计报告确诊病例217例。中国以外病例数首次超过中国国内，各国纷纷升级防控举措。

截至3月22日13时，中国以外确诊人数增至22.1807万人，涉及185个国家（地区）。

目前，中国的疫情在强有力的防控措施下得到明显改善，但全球其他国家和地区却呈现出疫情升级的局势。欧洲地区和美国的疫情尤为严峻，已成为新冠肺炎"大流行"的"震中"。在各国努力寻策应对之时，有分析提醒，欧洲和美国的实际情况可能要比公开的数字更严重，各方亟须团结一致，协作抗"疫"。

5. 新冠肺炎的预防

因新冠肺炎属呼吸道传染病，所以预防呼吸道传染病的措施，同样适用于预防新冠肺炎。主要措施如下：

（1）经常开窗通风，保持室内空气新鲜。

（2）搞好宿舍环境卫生，保持室内和周围环境清洁。

（3）养成良好的个人卫生习惯，不要随地吐痰，勤洗手。

（4）保持良好的生活习惯，多喝水、不吸烟、不酗酒。

（5）积极参加锻炼身体，逐渐增强体质，提高自身抗病能力。

（6）保持均衡饮食，注意劳逸结合，提高自身抗病能力。

（7）要根据天气变化适时增减衣服，避免着凉。

 心胸坦荡，意志坚强，经常运动，锻炼身体。

（8）养成热水洗脚的习惯。

（9）疾病流行期应少串门，尽量避免到人群密集和通风效果差的公共场所去，避免接触呼吸道传染病患者。

（10）如果有发热、咳嗽等症状，应及时到医院检查治疗。当发生传染病时，应主动与健康人隔离，尽量不要去公共场所，防止传染他人。

（11）不要自行购买和服用某些药品，不要滥用抗生素。

（12）外出佩戴医用口罩。

根据国务院应对新型冠状病毒肺炎疫情联防联控机制2020年3月17日颁布的《公众科学戴口罩指引》，普通公众佩戴口罩的方法简要叙述如下。

（1）居家、户外，无人员聚集、通风良好。防护建议：不戴口罩。

（2）处于人员密集场所，如办公、购物、餐厅、会议室、车间等；或乘坐厢式电梯、公共交通工具等。防护建议：在中、低风险地区，应随身备用口罩（一次性使用医用口罩或医用外科口罩），在与其他人近距离接触（小于等于1米）时戴口罩。在高风险地区，戴一次性使用医用口罩。

（3）对于咳嗽或打喷嚏等感冒症状者。防护建议：戴一次性使用医用口罩或医用外科口罩。

（4）对于与居家隔离、出院康复人员共同生活的人员。防护建议：戴一次性使用医用口罩或医用外科口罩。

6. 新冠肺炎的应对

（1）控制传染源

① 疫情报告。我国《传染病防治法》已将新冠肺炎列入乙类管理法定传染病，并规定按甲类传染病进行报告、隔离治疗和管理。发现或怀疑本病时，应尽快向卫生防疫机构报告。做到早发现、早报告、早隔离、早治疗。

② 隔离治疗患者。对临床诊断病例和疑似诊断病例应在指定的医院

 起居有时，饮食节制，观花读书，修身养性，广交朋友，自寻快乐。

第九章 疾病预防

按呼吸道传染病分别进行隔离观察和治疗。

③ 隔离观察密切接触者。对医学观察病例和密切接触者，如条件许可，应在指定地点接受隔离观察，为期14天。在家中接受隔离观察时应注意通风，避免与家人密切接触，并由卫生防疫部门进行医学观察，每天测量体温。

（2）切断传播途径

① 社区综合性预防。减少大型群众性集会或活动，保持公共场所通风换气、空气流通；排除住宅建筑污水排放系统淤阻隐患。在家时，要自觉执行社区对疫情防控的规定；在校时，要自觉执行学校对疫情防控的规定。对校园要实行封闭式管理。

② 保持良好的个人卫生习惯。不随地吐痰，避免在人前打喷嚏、咳嗽、清洁鼻腔，且事后应洗手；确保住所或活动场所通风；勤洗手；避免去人多或相对密闭的地方，应注意戴口罩。

③ 按规按时测量体温。进入学校大门、宿舍门要主动接受体温检测。个人每天要进行两次体温检测，并按规定及时上报学校。

④ 医院应设立发热门诊。疫情传播期间，应建立本病的专门通道。发热患者应到发热门诊就诊。

（3）保护易感人群

保持乐观稳定的心态，均衡饮食，多喝汤饮水，注意保暖，避免疲劳，保持足够的睡眠，在空旷场所作适量运动，这些良好的生活习惯有助于提高人体对重症急性呼吸综合征的抵抗能力。

外出要佩戴医用口罩，并及时进行必要的更换。

7. 新冠肺炎疫情防控战役的启示

新冠肺炎疫情全球大流行下，全球经济面临巨大挑战。清华大学国家金融研究院院长朱民在中国发展高层论坛举办的"全球金融市场与经济形势分析"网络视频会上指出：疫情对1～2月消费造成的损失达到1.38万亿人民币，占中国全年GDP的1.2%。疫情发生后，我国政府出台一系列的促进政策，在供给侧和需求侧同时发力，刺激消费。在供给

 脑子不用不聪明，身体不练要生病。

侧方面，政府发布一系列政策，推动消费升级换代、智能消费，增加居民需要的高质量消费供给。各地方政府在需求端也及时出台了旅游、惠民、买车等补贴政策，促进社会经济的发展。

中国在做好疫情防控的同时，不失时机地抓好经济发展的各项工作，力争把疫情对社会发展的影响降到最低程度。不仅如此，中国在国内疫情得到初步控制后，不忘国际责任，努力帮助其他受疫情影响的国家。所有这些，给了我们以下几点启示。

（1）彰显制度的优越性

自疫情发生以来，以习近平同志为核心的党中央高度重视疫情防控工作，习近平总书记多次主持召开中央政治局常委会会议，研究部署疫情防控，并亲自到北京市、军事医学研究院、湖北省等地方和单位视察疫情防控情况。习近平总书记说："这次新冠肺炎疫情，是新中国成立以来在我国发生的传播速度最快、感染范围最广、防控难度最大的一次重大突发公共卫生事件"，"这是一场人民战争、总体战、阻击战"，习近平总书记亲自指挥、亲自部署疫情防控战，全国上下各个方面党委、政府，闻令而动，从城市到乡村、从社区到村落、从工厂到学校、从军营到街区，工农商学兵，全发动，齐上阵，全国人民以饱满的热情、必胜的信心、坚强的意志投入到疫情防控阻击战中。

疫情发生后，党中央统揽全局，调集全国、全军力量，从人财物多方面迅速驰援武汉、湖北，很快建成了火神山、雷神山两座医院，先后建起了16个方舱医院，全国各地先后共派出了346支医疗队、4.26万人驰援武汉和湖北。

这次疫情防控战役，充分彰显了党的领导和中国特色社会主义集中力量办大事的制度优越性。

（2）体现以人民为中心的执政理念

中国共产党坚持全心全意为人民服务的宗旨，要求党的执政必须以人民为中心，人民高于一切，生命重于泰山。新冠肺炎的蔓延流行，事关人民大众的身体健康和生命安全。党以人民为中心的执政理念，必然

坐要正，站挺胸，走起路来脚生风。

第九章 疾病预防

要求各级党组织要紧紧依靠群众、充分发动群众，坚决打赢疫情防控的人民战争、整体战、阻击战。

大年初一，习近平总书记主持召开中央政治局常委会会议，专题研究疫情防控工作，并作了重要讲话，发出了打赢疫情防控阻击战的战斗号召，在寒冬里为亿万人民带来信心与力量。

"疫情就是命令，防控就是责任"，这是中国共产党人心系人民的责任担当。广大党员干部始终把习近平总书记的嘱托："把人民群众的生命安全和身体健康放在首位"牢记在心。

以百姓心为心，与人民同呼吸、共命运、心连心，是党的初心，也是党的恒心。在以习近平同志为核心的党中央坚强领导下，不忘初心、牢记使命，不畏风浪、直面挑战，我们一定能汇聚起坚不可摧的磅礴力量，坚决打赢这场疫情防控阻击战，守护好人民群众的生命安全和身体健康。

（3）展现强大的民族凝聚力

"天下兴亡，匹夫有责"，在抗击新冠肺炎疫情的特殊时期，许许多多的中国人用实际行动践行着深厚的爱家、爱国的情怀！党中央一声令下，东西南北中，工农商学兵，男女和老少，广动员，齐上阵；广大一线医护人员不畏艰险，冲锋在前；基层党组织充分发挥战斗堡垒作用，广泛动员群众、组织群众、凝聚群众，积极组织防控；广大社区工作人员、公安干警，夜以继日奋战在防控岗位上，构筑起群防群控的严密防线；还有很多志愿者，默默地为疫情防控作出力所能及的贡献。广大大学生积极响应党中央号召，在用各自的方式参与、支持抗疫战斗。有的医学院在校大学生奋战在抗疫一线，有的大学生在后方参加志愿服务工作。广大大学生哪怕只是宅在家里，学习抗疫知识，参加学校的网络课程，也是对疫情防控的贡献。这些都充分展示了中国当代青年一代的使命担当。"人民是历史的创造者，人民是真正的英雄"，中国人民众志成城、同舟共济、团结一心、共克时艰，展示了中华民族强大的凝聚力。

 运动是生命的基础，营养是健康的因素。

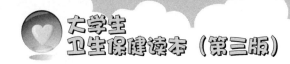

（4）胸怀"一方有难，八方支援"之大爱

自从抗击疫情的战斗打响以来，全国上下同舟共济，用无私奉献的爱心力量，共同筑起阻击新冠肺炎疫情的钢铁长城。建设火神山、雷神山医院，总人数达几万人的建筑大军，为了建成这两座医院，放弃了中国人过年的传统假期，毅然奋斗在建筑工地，用惊人的速度建成了两家医院。为支援抗击新冠肺炎疫情，全国（包括港澳台地区）各界踊跃捐款捐物，还有供应爱心果蔬、开辟绿色通道、加快物流运输……源源不断的物资捐赠流向湖北，流向武汉，各行各业携手并肩，成为防疫抗疫的坚强后盾。全国先后有346支医疗队，4.26万人驰援武汉和湖北，他们最早的在大年夜的1月24日就到了前线，最晚的3月8日到达。直到3月17日开始分批撤离武汉、湖北，此时最长的已经奋斗了54个日日夜夜。无畏出征的背后，是向同行伸出的援手，是守护人民生命安全的信念。

一方有难，八方支援。这是深植于中华民族血脉的同胞情义，是守望相助的14亿人面对无情病毒书写的人间温暖，传递着人们对病人、对白衣天使、对社会的大爱。

（5）凸显人类命运共同体意识

面对突如其来的疫情，党和国家本着对所有人生命安全和身体健康高度负责的态度，采取了世所罕见的防控与救治举措，并为此付出了巨大代价和牺牲，取得了显著成效。中国不仅保护了中国人民和世界人民的健康和生命安全，也维护了世界公共卫生安全，对全球公共卫生事业树立了负责任的榜样，为世界人权事业作出了贡献，赢得了世卫组织、联合国等国际组织和一切友好国家、各界有识之士和普通民众的充分肯定和高度赞赏。

疫情发生以来，中方秉持人类命运共同体理念，本着公开、透明、负责任的态度，与各方保持密切沟通，并及时通报疫情信息，交流疫情防控进展，分享抗疫经验。中国速度为世界争取了宝贵的时间窗口，中国的治疗方法和治理经验成为全球防疫工作可资借鉴的宝贵财富，提升

 不饥勿强食，不渴勿强饮。

第九章 疾病预防

了国际社会疫情应急防控应对和公共卫生合作水平。

中国在做好自身疫情防控的同时,积极尽力帮助其他国家开展疫情防控。除向一些国家提供医用物资外,还应一些国家的请求派出医疗专家队协助抗疫。互助彰显命运与共的弥足珍贵,在共同抗击疫情斗争中,中国和各国之间的友谊和信任不断加强和深化。

据中国新闻网3月17日消息,世界卫生组织总干事谭德塞3月16日在社交媒体表示:"中国已经做出了一个暖心的团结协作范例。面对新冠病毒这个共同的敌人,我们所有人必须团结起来,互帮互助。"

习近平总书记在2020年3月12日同联合国秘书长古特雷斯通电话时指出:"新冠肺炎疫情的发生再次表明,人类是一个休戚与共的命运共同体"。这次疫情让人们再次认识到,各国命运休戚与共,紧密相连,加强全球治理,增进国际协调是当务之急,刻不容缓,除了合作抗击疫情,我们别无选择。共同努力有效遏制疫情扩散,才能护佑各国共同的福祉,使全人类共享安宁。中国会与世界各国共同在战胜疫情的过程中与时俱进地完善治理体系、提升治理能力,以开放的态度同心合力抗击疫情并赢得最终的胜利,共同呵护好并建设好人类荣损与共的地球村。正如联合国志愿人员组织全球副执行协调员托利库巴诺夫所说,疫情是一时的,友情是长久的。我们会铭记每一份温暖,期待"万里无云万里天"的到来,我们会继续与世界人民一起共同建设更加美好的明天!

(6)依法开展疫情防控

习近平总书记说:这次疫情是我国自新中国成立以来遇到的传播速度最快、感染范围最广、防控难度最大的一次重大突发公共卫

 人愿长寿安,要减夜来餐。

生事件，是对我国治理体系和能力的一次大考。习近平总书记亲自指挥、亲自部署了这次战役。在疫情防控的关键时刻，习近平总书记主持召开中央全面依法治国委员会第三次会议，对依法防控进行全面部署。习近平总书记指出：疫情防控越是到最吃劲的时候，越要坚持依法防控。

① 要全面提高依法防控依法治理能力，为疫情防控工作提供有力法治保障。要在党中央集中统一领导下，始终把人民群众生命安全和身体健康放在第一位，从立法、执法、司法、守法各环节发力，全面提高依法防控、依法治理能力，为疫情防控工作提供有力法治保障。

② 要严格依法实施防控措施，坚决防止疫情蔓延。要完善疫情防控相关立法，加强配套制度建设，完善处罚程序，强化公共安全保障，构建系统完备、科学规范、运行有效的疫情防控法律体系。要严格执行疫情防控和应急处置法律法规，依法做好疫情报告和发布工作，按照法定内容、程序、方式、时限及时准确报告疫情信息。要加强风险评估，依法审慎决策，严格依法实施防控措施，坚决防止疫情蔓延。

③ 要加大对危害疫情防控行为执法司法力度。要加大对危害疫情防控行为执法司法力度，严格执行传染病防治法及其实施条例、野生动物保护法、动物防疫法、突发公共卫生事件应急条例等法律法规，依法实施疫情防控及应急处理措施。

④ 要加大对暴力伤害医务人员的违法行为打击力度。要加强治安管理、市场监管等执法工作，加大对暴力伤害医务人员的违法行为打击力度，严厉查处各类哄抬防疫用品和民生商品价格的违法行

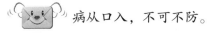
病从口入，不可不防。

第九章 疾病预防

为，依法严厉打击抗拒疫情防控、暴力伤医、制假售假、造谣传谣等破坏疫情防控的违法犯罪行为，保障社会安定有序。

⑤ 要依法规范捐赠、受赠行为，确保受赠财物全部及时用于疫情防控。

⑥ 要组织基层开展疫情防控普法宣传，引导广大人民群众增强法治意识。要加强对相关案件审理工作的指导，及时处理，定纷止争。要加强疫情防控法治宣传和法律服务，组织基层开展疫情防控普法宣传，引导广大人民群众增强法治意识，依法支持和配合疫情防控工作。要强化疫情防控法律服务，疫情防控期间矛盾纠纷化解，为困难群众提供有效法律援助。

坚持全面依法治国，是中国特色社会主义国家制度和国家治理体系的显著优势。正是有以习近平同志为核心的党中央的坚强领导，各级党委、政府坚持运用法治思维和法治方式开展疫情防控工作，使疫情防控工作不断朝着科学、精准、有序、有效的方向发展，全国人民更加众志成城，坚定了打赢这场疫情防控人民战争、整体战、阻击战的信心。

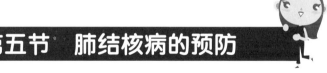

第五节 肺结核病的预防

肺结核是一种以空气传播为主的慢性呼吸道传染病。结核菌主要通过飞沫经呼吸道传染。排菌病人在咳嗽、打喷嚏或大声谈话时，把肺内和支气管内含有结核菌的痰沫喷出来，悬浮在空气中形

 饮食卫生要记清，一熟二鲜三干净。

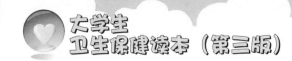

成微滴核，人们吸入含结核菌的微滴核可引起感染。

中国是全球22个结核病高负担国家之一，中国约有450万活动性肺结核病人。全国结核病死亡率为9.8/10万，每年死于结核病者达13万人，为各种其他传染病和其他寄生虫病死亡总和的2倍。

肺结核的临床表现是：开始有全身不适、疲倦、食欲减退症状，午后低热，夜间盗汗、咳嗽、咳痰等，妇女还可以有月经不调等，以后症状加重，继而出现消瘦、胸痛，甚至咯血、呼吸困难等。多数病人早期症状不明显，常被误诊为感冒或支气管炎。因此，出现以上症状，特别是连续咳嗽、咳痰、低热3周以上或有咯血者，必须及时到医院做胸部X光检查、结核菌素试验和痰结核菌检查。

一旦患者被确诊为肺结核，必须接受规范治疗，并到结核病防治专科医院治疗。要坚持全程、适量、联合用药，治愈后至少2年内要接受定期检查，以确定结核病是否复发。

肺结核病的预防：

① 养成良好的个人卫生习惯，不随地吐痰，咳嗽、打喷嚏要用手帕遮掩，提倡分餐制。

② 新生儿出生24小时后即应接种卡介苗。

③ 居住场所保持干燥并开窗通风。

④ 定期进行结核菌感染程度检测（PPD试验），如试验结果为强阳性，需要进行药物预防，以降低结核病发病机会。

⑤ 一旦有结核病可疑症状，及时去结核病防治机构诊治。

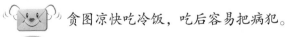

贪图凉快吃冷饭，吃后容易把病犯。

第九章　疾病预防

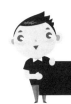

第六节　病毒性肝炎的预防

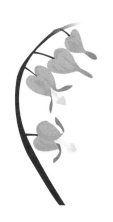

肝脏是人体重要器官之一，位于右上腹部肋弓内，它参与体内所有物质的代谢过程，一旦发病，必将影响全身。肝脏的主要功能包括：排泄胆汁功能；代谢功能；解毒功能。

病毒性肝炎是由肝炎病毒所引起，目前主要分甲型、乙型、丙型、丁型、戊型5种。近年又发现有乙型肝炎和庚型肝炎。临床上主要指甲型、乙型两种。

肝炎病毒通过多种途径传播，其共同特征是感染肝脏并引起肝细胞损害、坏死、纤维化等炎症改变。通常急性肝炎持续2～3周，完全恢复需要9周。另外，一些病例发展为慢性肝炎，即肝脏病变持续6个月或6个月以上。

病毒性肝炎共有的临床表现如下。

① 疲乏无力，懒动，下肢酸痛不适，稍加活动则难以支持。

② 食欲不振，厌油，恶心，呕吐及腹胀，往往食后加重。

③ 部分病人尿黄，尿色如浓茶；大便色淡或灰白，腹泻或便秘。

④ 右上腹部有持续性胀痛，个别病人可呈针刺样或牵拉样疼

养生在动，养心在静，动静结合，养生之本。

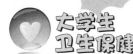

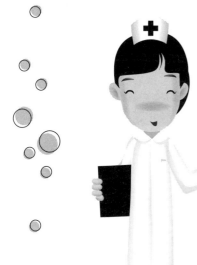

痛,活动、就座后加重,卧床休息后缓解,右侧卧时加重,左侧卧时减轻。

⑤ 医生检查时可有肝肿大、压痛、肝区叩击痛及黄疸表现。

⑥ 血液化验肝功能异常,谷丙、谷草转氨酶及胆红素升高。

病毒性肝炎的传播途径是:甲型肝炎、戊型肝炎病毒从肠道排出,通过日常生活接触而经口传染;乙型肝炎、丙型肝炎、丁型肝炎的传播主要通过血液、体液,途径有以下四种:

① 生育过程中由母亲传给婴儿;

② 通过血液、注射及伤口污染传播;

③ 通过性生活传给对方;

④ 在日常生活中,因密切接触乙肝病人或乙肝病毒携带者而引起传播。

肝炎的预防要注意以下事项。

① 发现患病后立即住院隔离治疗,避免接触传染。

② 养成良好的卫生习惯。平时要爱清洁,进食前及便后一定要洗手,不吃生冷腐败变质的食物,餐具及日用品不互用,注意饮食、食品卫生,不要到卫生设施差的小摊上进食,特别是无流水洗碗的店摊。

③ 防止血源性传播。严格遵守国家献血法,不使用未经严格检验的血液和血液制品;不去街头拔牙、穿耳孔、文身文眉等。注

 坚持锻炼、恬然寡欲、乐观豁达、忘私心慈。

第九章 疾病预防

射要一人一针，一管一消毒。

④ 防止性传播。遵守法律和道德，洁身自爱，反对婚前性行为，反对性乱；不搞卖淫、嫖娼等违法活动。

⑤ 防止生活接触传播。不要与他人共用牙刷、剃须刀、水杯等。用餐最好实行分餐制，不轻易接吻。

⑥ 接种肝炎疫苗。肝炎预防最有效的措施是注射疫苗，目前市场上有甲肝、乙肝两种疫苗，接种后在二周左右即可产生抗体。乙肝疫苗必须接种三针，即首次接种一针，隔一个月后接种第二针，半年后接种第三针，即所谓0、1、6接种法，这样才能起到免疫效果，为了保持体内抗体的浓度，过3～5年后再加强一针。

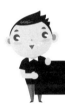
第七节　肠道传染病的预防

　　食用了被细菌、病毒、寄生虫污染的食物或其他有毒食物后，可出现恶心呕吐、腹痛、腹泻、发热、脱水等症。临床上根据病情、病原、体征等发病情况分类，急性肠炎、急性胃炎、食物中毒等为普通肠道疾病；细菌性痢疾、伤寒、甲型病毒性肝炎、手足口病等为肠道传染病。传染性疾病是学校学生发病中的第二大疾病。此类疾病全年均可发病，以夏秋季及节假日为最多，以细菌性感染最为多见，主要有痢疾杆菌、沙门菌属、大肠杆菌、金黄色葡萄球菌等。肠道传染病中尤以肠炎、菌痢发病率较高，常可引起流行或暴发流行，因此需切实做好以下各项预

 把自己当傻瓜，不懂就问，你会比别人懂得更多。

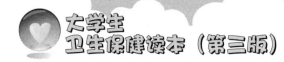

防措施。

① 要重视个人卫生，做到进食前、便后要用肥皂或流水洗手。

② 要讲究饮食卫生。不贪便宜，不买价低质差的食品；直接入口的食品要有小包装，如各种糕点、饼干、面包、糖果等；不随意到无卫生设施、卫生条件差的店摊上购买食品，如羊肉串、臭豆腐、熟菜等；尽量少吃凉拌菜，特别是夏季，即使食用也应现做现吃；少吃或不吃隔夜、隔顿菜，没有变质的隔夜菜食用时也应充分加热处理后方可食用；生吃水果要洗净去皮，不需去皮或无法去皮的水果应先用清水冲洗后再用淡盐水浸泡半小时后再食用，如草莓、桑葚、杨梅、樱桃等；不生吃毛蚶、泥螺、小黄蟹等海产、水产品。

③ 参加宴席、聚餐切忌暴饮暴食，尤其是餐后不要立即大量喝冷饮料。

④ 苍蝇叮咬的食物不能吃。苍蝇素有微型"细菌弹"之称。一只苍蝇能携带六十多种病原体，且还不包括各种肠道寄生虫。

⑤ 积极管理传染源，一旦发现腹痛、呕吐、腹泻等症状，应尽早到卫生医疗机构诊治，争取早治疗、早隔离。

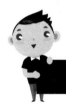
第八节　艾滋病的预防

艾滋病是严重危害人类健康的传染病之一，目前尚无有效药物可以根治，亦没有疫苗进行预防。近年来，艾滋病在全世界范围的流行，给人类的健康、生命安全以及社会经济发展带来了严重影响，成为全世界面临的重大公共卫生问题和社会问题。

在我国，预防和控制艾滋病，关系人民群众身体健康和社会经济发展，关系国家安全和民族兴衰。艾滋病的预防控制是一项社会系统工

　即使是不成熟的尝试，也远胜于胎死腹中的策略。

第九章 疾病预防

程,是全社会的共同责任。党和政府历来高度重视艾滋病的预防和控制工作,特别是从20世纪90年代开始,把艾滋病防控作为传染病防控的一项突出工作,制定了一系列的政策措施。国务院先后印发了《中国预防与控制艾滋病中长期规划(1998—2010年)》《中国遏制与防治艾滋病行动计划(2006—2010年)》等文件。2004年2月,成立了国务院防治艾滋病工作委员会,并下发了《国务院关于切实加强艾滋病防治工作的通知》。2006年初,国务院又颁布实施了《艾滋病防治条例》,把艾滋病防控工作纳入了法治化轨道,并采取了一系列重大措施加大防治力度,健全了政府领导、多部门合作、全社会参与的艾滋病防治工作机制,特别是"四免一关怀"政策的实施,彰显了中国政府遏制艾滋病流行、保护人民群众健康的决心。

以习近平同志为核心的党中央,更是把人民群众的生命安全和身体健康放在首位。2016年,中共中央、国务院印发了《"健康中国2030"规划纲要》,提出艾滋病等重大疾病要贯彻预防为主、防治结合、联防联控、群防群控的防控策略。2017年,国务院办公厅印发了《中国遏制与防治艾滋病"十三五"行动计划》,提出了"十三五"防控目标和"四提高、四落实"的防控措施。2019年,国务院启动了《健康中国行动(2019—2030年)》,进一步明确了将艾滋病疫情控制在低流行水平的目标,进一步强调了政府、社会和个人的责任。

国家卫生健康委、中央宣传部、中央政法委、中央网信办、教育部、科技部、公安部、民政部、财政部、广电总局等10部门还联合印发了《遏制艾滋病传播实施方案(2019—2022年)》,着力解决当前艾滋病防治工作中的重点和难点问题,遏制艾滋病性传播上升势头,将疫情持续控制在低流行水平。

一系列政策的实施,充分展现了党和政府预防控制艾滋病的决心和信心。因此,每个人都要行动起来,认真学习预防艾滋病的知识,正确认识艾滋病、正确预防艾滋病、正确对待艾滋病病毒感染者和艾滋病

 最糟糕的不是输的人,而是一开始就不想赢的人。

人，在全社会营造文明、健康、科学的预防和控制艾滋病的良好氛围，携手推进联合国2030年终结艾滋病流行可持续发展目标的实现，为构建社会主义和谐社会做出积极贡献。

一、大学生艾滋病防控形势不容乐观

根据医学权威期刊《科学》（Science）2019年的报道，在过去几年中，我国新确诊感染艾滋病病毒的大学生人数年增长率为30%～50%不等。这样的增长率在十年前几乎是不敢想象的，恐怕很多人都不会想到，艾滋病在大学生群体中，会传播得这么快。虽然艾滋病对于普通的大学生来说比较遥远，但是随着大学生思想观念的开放，这种病已经进入我们的大学校园，并且感染人数正以一种非常快的速度在增加。这也不得不引起我们的高度重视。

大学生本身是高素质的一批人群，理论上在性教育以及防范工作方面应该站在所有人的前面的，但是现在"艾滋病"和"象牙塔"两个看似不相关的词汇，却因为不断飙升的数字而联系在一起。曾经我们梦想中的大学校园是干净、青春而又充满活力的，如果对这一问题再不加以重视，大学校园很可能就会成为艾滋病的重灾区。

二、大学生感染艾滋病病毒的原因分析

曾经有很多专家做过这方面的调研，得出的原因基本上也是相似的，归纳起来，大致是以下四个方面。

1. 大学生性观念的开放

据一份针对我国34座城市高校本科生的问卷调查显示：接受问卷调查的大学生当中，有60.5%的学生接受性解放、性自由的观念，67.1%的学生愿意接受婚前性行为。这样的问卷调查得出来的结果也显而易见，大学生现在的性观念是比较开放的，一些不检点的学生，很容易在各种场合当中，染上艾滋病病毒。

生活累，一半源于生存，一半源于攀比。

第九章 疾病预防

随着社会的发展，大学生受到的诱惑也随之增多。在中学阶段本来有较大的学业压力，到了大学阶段，少了父母和老师的督促，学生面对开放环境本身就无所适从。当然，还有一个趋势，社会对于性的开放程度越来越高，导致性疾病传播率增加。不管性取向如何，年龄大的总是希望找年龄小的伴侣。因此，校园中的大学生就成为新目标，自然成为新感染群体。

2. 相关的教育没有跟上

现在的大学新生都是从高中繁重的学习当中解放出来的，在大学里谈一场恋爱也是比较正常的事情。但是我国的性教育是比较保守的，以至于一些没有受过相关教育的大学生在发生性行为时，没有采取任何的保护措施，那么就会导致感染艾滋病病毒的概率增大。另一方面，学校的宣传力度也不够，相关的课程也没有及时地开设，这也使得学生们学习性知识的途径非常有限。

另外，大学生是青年中的佼佼者，对他们也要进行性知识的重新启蒙，其中包括性安全和性道德。

3. 大学生的娱乐方式多元化

大学生是一个年轻的、充满活力的群体，追求刺激、好玩是这个群体的特点。所以一些酒吧、KTV、网吧等便成为一些大学生们娱乐消遣的地方。而往往这些地方，就是艾滋病传播的高发地带。如果经常前往这些地方玩的大学生没有自我保护的意识，或者缺乏有效地自我保护措施，那么在与不良的社会人士的接触过程中，就极大地增加了艾滋病的感染风险。

4. "男同"的不洁性行为

在同性恋的交往过程中，如果不注意防范，不注意保护好自己，也会导致感染艾滋病的风险。近年来，世界各国对同性恋群体的包容度有所提高，如法国、德国、西班牙、英国等国允许同性恋结婚，同性相恋成为婚恋群体中一个重要的组成部分。由于青年人是最易接受

 同样的一件事，我们可以去安慰别人，却说服不了自己。

新鲜事物的群体，同性恋在青年群体中的增加速度极快，在高校校园出现也不足为奇，盲目跟风速度快，保护意识却滞后了。据有关调查报告显示，"男同"性行为是导致大学生群体感染艾滋病的主要原因之一。在大学校园里与同学交往虽然看起来感染可能性很小，但是大家也不要存有侥幸心理。编者建议各位大学生们为了自身健康，还是要洁身自好。

青年是国家的未来和民族的希望。面对我国大学生艾滋病病毒感染人数不断增长的趋势，高校开展有效的艾滋病防控教育，对于提高大学生的知信行水平，帮助大学生预防艾滋病，具有十分重要的意义。

三、艾滋病的有关概念

1. 什么是艾滋病（AIDS）

艾滋病，全称是"获得性免疫缺陷综合征"（英文名：Acquired Immune Deficiency Syndrome，英文缩写AIDS）。它是由艾滋病病毒即人类免疫缺陷病毒（HIV）引起的一种病死率极高的恶性传染病。

"免疫缺陷"是说免疫功能出了问题。正常人体都具备一定的抵抗外界病毒和其他有害微生物的能力，这种能力叫做免疫力。有了这种能力，人体才会及时抵御病菌的侵袭，才不会天天生病。然而，艾滋病病毒破坏的正是人体的免疫能力。因此艾滋病病人会表现得非常脆弱，一些在常人身上不会致病的细菌、病毒都会乘虚而入。所谓的"综合征"，意思就是说艾滋病表现出复杂多样的症状。

艾滋病病毒侵入人体后，能破坏人体的免疫系统，令感染者逐渐丧失对各种疾病的抵抗能力，最后导致死亡。目前还没有疫苗可以预防，也没有治愈这种疾病的有效药物或方法。艾滋病于1982年定名，1983年发现其病原体，是当前最棘手的医学难题之一。

2. 什么是艾滋病病毒

艾滋病病毒即"人类免疫缺陷病毒"（英文名：Human

生命的成长，不光需要吃饭，还需要吃苦及吃亏。

第九章 疾病预防

Immunodeficiency Virus，英文缩写HIV）。它是一种不同于一般病毒的逆转录病毒，具有极强的迅速变异能力，而人体产生相应的抗体总落后于病毒的变异，因而无法阻止艾滋病病毒的繁殖和扩散，更何况人体免疫系统产生的抗艾滋病病毒抗体是毫无作战能力的非保护性抗体。

艾滋病病毒很小，在普通显微镜下是看不到的。病毒进入人体后，主要破坏人体白血球，直接干扰破坏具有抗感染能力的免疫细胞，使人体抵抗疾病的能力下降。艾滋病病毒的迅速变异能力也给目前特效药和疫苗研制工作造成了极大困难。

艾滋病病毒对外界环境的抵抗力弱，离开人体后，常温下在血液或分泌物内只能生存数小时至数天，在自然条件下则不能存活。高温、干燥以及常用消毒药品都可以杀灭这种病毒。

3. 什么是艾滋病病毒感染者

被艾滋病病毒（HIV）感染，但还没有出现症状的人，被称为艾滋病病毒感染者，又称艾滋病病毒携带者，他们从外表上看和一般人一样，没有任何区别。

4. 什么是艾滋病病人

艾滋病病毒感染者的抵抗力遭到艾滋病病毒的严重破坏，不能维持最低的抵抗疾病能力时，便出现很难治愈的多种病症。这时就称为艾滋病病人。当艾滋病病毒感染者发展为艾滋病病人后，一般会在半年至两年内死亡。

5. 什么是艾滋病窗口期

艾滋病窗口期是指从人体受到艾滋病病毒感染到能用检测方法可以检查出病毒抗体之间的这段时期，简称窗口期。健康人一旦感染了HIV，其血清中的HIV抗体、抗原或核酸等感染标志物，是不能马上通过检测血液中的HIV抗体检查出来的，一般在两至三个月后才可以检查出来。窗口期虽然检查不出HIV抗体，但在血液、精液、阴道分泌物等体液中已含有大量的艾滋病病毒，已经具有很强的传染性。

 人生就像一张烙饼，得翻够了回合，才能成熟。

6. 什么是艾滋病潜伏期

从感染上HIV到发展成为艾滋病病人，这段时间称为艾滋病潜伏期，简称潜伏期。艾滋病的潜伏期长短因人而异，短的约6个月至1年，通常为5～7年，长的可达10年以上。当一个人感染了HIV后，由于一般潜伏期很长，因此，有很长一段时间一点症状也没有，在外表和自身感觉上都与健康人一样。但在潜伏期中有很强的传染性，可以通过性交和血液等途径将病毒传给他人。

四、全世界艾滋病发病概况

1980年6月，美国纽约一位叫盖尔坦的同性恋患者出现浑身无力、咳嗽、腹泻、体重明显下降的症状，右腿出现一块暗红色斑块，医生经多种治疗都无济于事，最后发现他全身的免疫系统几乎完全崩溃，两年后这位患者在痛苦中悲惨地死去。随后，盖尔坦的几个同性恋伙伴也都患同样的疾病死去。医学研究人员最终成功分离出了致病的病毒，并在1982年将这种疾病正式命名为"获得性免疫缺陷综合征"，简称"艾滋病"。

根据联合国艾滋病规划署数据，全球范围内艾滋病病毒携带者和艾滋病患者（HIV/AIDS）人数从2013年末的3430万人增至2018年末的3790万人，携带者数量仍逐年增长。

我国在1985年发现第一例艾滋病病人，此后艾滋病病情从中国的沿边、沿海地区迅速向内地地区蔓延，艾滋病感染的人群分布从开始阶段的吸毒人员、卖淫嫖娼者、非法卖血者等高危人群向社会普通人群发展。据中国疾控中心、联合国艾滋病规划署、世界卫生组织联合评估，截至2018年底，我国存活艾滋病感染者约125万，新发感染病例每年8万例左右，人群感染率约为9.0/万。参照国际标准，与其他国家相比，我国艾滋病疫情处于低流行水平，但疫情分布不平衡。从2011年到2017年，中国艾滋病发病数增长了36744例，增长率高达179.68%，

 早餐要好，中餐要饱，晚餐要少。

第九章 疾病预防

其中2012年增长最多。2017年中国艾滋病死亡人数为15251人，2018年上半年中国艾滋病发病数为27243例，艾滋病死亡人数为7524人。

近五年的数据显示，在15～24岁群体中，通过性传播感染艾滋病的占到96%，男男同性传播比例为57%。从数据来看，15～24岁的学生新增感染艾滋病的，同性造成的感染占82%。另外，感染艾滋病的男女学生性别比是11∶1。男男同性恋造成艾滋病病毒感染的增长幅度非常大。以下列举个别城市高校疫情的统计数据：

截至2017年6月底，北京市接到报告的学生艾滋病病毒感染者及病人累计1244例，分布在本市59所高校；传播途径以男男同性传播为主，比例为86.70%。（数据来源：人民网）

截至2017年4月6日，报告现居地为岳麓区的艾滋病病毒感染者已达到603人。而岳麓区辖区内云集了众多高校，青年学生人口密集，岳麓区自担任国家青年学生的哨点监测任务以来，深入高校开展防艾工作，扩大艾滋病宣传和检测面，至2017年4月21日已发现报告为学生的感染者106人。（数据来源：长沙市岳麓区疾控中心）

南昌市疾控中心公布数据显示，至2016年8月底，全市已有37所高校报告艾滋病感染者或病人，共报告存活学生艾滋病感染者和病人135例，死亡7例。近5年来，青年学生艾滋病疫情年增长率为43.16%。（数据来源：南昌市疾控中心）

可以肯定的是，单纯从学生来看，性途径传播是主要的，同性传播的比例更高。艾滋病背后的男男同性恋问题到了不可忽视的地步。

据专家统计，我国100个男男同性恋中有8个携带艾滋病毒。当然，不能就此将男同性恋者与艾滋病等同起来。只能说他们的性交方式，在没有保护的环境中更加容易传染艾滋病。可是，只要有合适的保护措施，一样能阻断艾滋病的传播。有专家测算，中国潜在拥有同性恋人口3%到5%，中国学生中男男同性恋比例高达1%到4%。面对这一庞大的群体，亟须引起社会的重视和干预。

 一目十行学不到真知，囫囵吞枣得不到营养。

缺乏预防艾滋病的知识是造成艾滋病在高校肆意传播的主要原因。大学生是国家的栋梁，通过相关宣传教育，让他们掌握有关预防知识，提高自我防护能力，是目前预防和控制艾滋病最有效的方法之一。在学校开展预防艾滋病健康教育，是预防和控制艾滋病传播流行的重要措施。阻止艾滋病在大学校园的蔓延，每一个人责无旁贷。

五、艾滋病病毒的传播途径

由于HIV主要存在于人的血液、精液、阴道分泌物和乳汁中，所以任何这些体液进入其他人身体的行为都可能导致HIV感染。HIV感染主要通过以下三个途径，从一个人传播到另一个人。

1. 性交传播

调查数据显示，目前在我国，艾滋病传播的主要途径是通过性交传播（男女之间、男男之间）。

2. 通过带有HIV的血液传播

如静脉注射毒品的人共用未经消毒的针具，输入含有HIV的血液制品，或移植带有HIV的人体器官，使用未经消毒或消毒不严格的各种医疗器械，共用剃须刀等途径传播。

3. 从受感染的母亲传播给胎儿或新生儿

目前，我国输血传播基本阻断。全面实施临床用血艾滋病病毒核酸检测全覆盖，经输血及使用血液制品传播病例接近零报告。母婴传播得到有效控制。全面实施预防艾滋病母婴传播工作全覆盖，艾滋病母婴传播率从2012年的7.1%下降至2017年的4.9%，处于历史最低水平。感染者检测发现力度不断加大。实施扩大检测策略，检测人次数从2012年的1.0亿上升到2017年的2.0亿。

六、艾滋病的主要临床表现

感染HIV病毒后，由于处在窗口期和潜伏期，最开始的数年至十余

七分饱就足，十成饱伤人。

年可能无任何临床表现。一旦发展为艾滋病，病人就可以出现各种临床表现。一般初期的症状如同普通感冒、流感样，可有全身疲劳无力、食欲减退、发热等。随着病情的加重，症状日见增多，如皮肤、黏膜出现白念珠菌感染，出现单纯疱疹、带状疱疹、紫斑、血疱、淤血斑等；随着人体免疫功能全面下降，病人可能出现各种严重的综合征。病毒渐渐侵犯内脏器官，出现原因不明的持续性发热，可长达3～4个月。还可出现咳嗽、气促、呼吸困难、持续性腹泻、便血、肝脾肿大、并发恶性肿瘤等。临床症状复杂多变，但每个患者并非上述所有症状全都出现。侵犯肺部时常出现呼吸困难、胸痛、咳嗽等；侵犯胃肠可引起持续性腹泻、腹痛、消瘦无力等；还可侵犯神经系统和心血管系统。

1. **一般症状**

持续发烧、虚弱、盗汗，持续广泛性全身淋巴结肿大。特别是颈部、腋窝和腹股沟淋巴结肿大更明显。淋巴结直径在1厘米以上，质地坚实，可活动，无疼痛，在3个月之内体重下降可达10％以上，最多可降低40％，病人消瘦特别明显。

2. **呼吸道症状**

长期咳嗽、胸痛、呼吸困难，严重时痰中带血。

3. **消化道症状**

食欲下降、厌食、恶心、呕吐、腹泻，严重时可便血。通常用于治疗消化道感染的药物对这种腹泻无效。

4. **神经系统症状**

头晕、头痛、反应迟钝、智力减退、精神异常、抽搐、偏瘫、痴呆等。

5. **皮肤和黏膜损害**

单纯疱疹、带状疱疹、口腔和咽部黏膜炎症及溃烂。

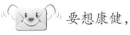
要想康健，重视早饭。

6. 肿瘤

可出现淋巴癌、肝癌、肾癌等多种恶性肿瘤。位于体表的卡波济肉瘤可见红色或紫红色的斑疹、丘疹和浸润性肿块。

七、以下情况不会感染艾滋病病毒

（1）握手、拥抱、语言交谈以及礼节性接吻，不会感染。如果你和艾滋病病毒携带者或患者握手，拥抱和交谈是不会感染艾滋病病毒的，包括脸和脸的轻微触碰的礼节性接触也是不会感染HIV的。除非双方的脸都在破皮流血，并且艾滋病患者的血液流进接触者的体内。这种情况的可能性极小。

（2）共用电话、毛巾、钱币和洗过的餐具等不会感染。艾滋病病毒携带者或患者用过的电话、毛巾和钱币，以及正常清洗的餐具等都不具备传染HIV病毒的条件，可以正常放心使用。HIV病毒一旦离开人体，其存活的时间很短，不超过一分钟。但是出于卫生干净等考虑，还是要有自己的毛巾和餐具等个人用品。

（3）一起洗浴和游泳不会感染。和艾滋病病毒携带者或患者共用一个游泳池或者一同洗浴，不会感染艾滋病。因为艾滋病毒HIV一旦离开人体后，其生存能力就变得非常弱，一分钟以内就死亡，一般的消毒剂或者热水就可消灭它，所以说在公共浴池是不会感染HIV病毒的。

（4）一起吃饭不会感染。和艾滋病病毒携带者或患者一同进餐，是不会感染HIV病毒的。

（5）蚊虫叮咬不会感染。蚊虫叮咬不具备传染艾滋病HIV病毒的条件。艾滋病病毒传染需要一定的浓度，蚊虫叮咬艾滋病病毒携带者或患者后，其嘴部携带的病毒远不足于传染的能力。

（6）咳嗽和打喷嚏不会感染。艾滋病病毒携带者或患者咳嗽或者打喷嚏是不会传染的，艾滋病病毒不具备空气传染的能力。

吃得慌，咽得慌，既伤胃口又伤肠。

第九章 疾病预防

（7）共用抽水马桶不会感染。

八、艾滋病的危害

艾滋病离我们的生活并不遥远。由于无疫苗用于预防，也无药可用于医治，因此，艾滋病是一种危害大、死亡率高的严重传染病。

2018年，我国报告新发现艾滋病病毒感染者/艾滋病病人14.9万例，平均每小时新发现17例艾滋病病毒感染者/艾滋病病人，其中性传播比例超过90％。2011年至2018年，报告青年学生感染者人数占全部青年人群（15–24岁）感染者人数的比例由10.4％上升到18.9％。（数据来源：中国疾病预防控制中心性病艾滋病预防控制中心）

前文说过，目前我国青年学生中艾滋病主要传播方式为男性同性性行为，其次为异性性行为。我国"男同"人群艾滋病感染率上升趋势明显，2018年我国报告新发现艾滋病病毒感染者/艾滋病病人中，男性同性性行为传播比例达到23.3％。（数据来源：中国疾病预防控制中心性病艾滋病预防控制中心）

前文提及，艾滋病有窗口期和潜伏期，所以一个人是否感染了艾滋病病毒，是不能通过外表来判断的。艾滋病病毒携带者在发病前外表与正常人无异，决不能简单从一个人外表是否健康来判断其是否感染艾滋病。一些大学生由于自控力不强，疾病预防知识匮乏，无法抵御异性或同性的引诱、哄骗，与自以为外表健康的人发生无任何保护措施的性行为，感染了艾滋病病毒。也有极个别的艾滋病病毒感染者，出于各种原因，蓄意与他人发生无保护性行为，传播疾病。这些都需要引起高度警惕。

感染艾滋病后需要终身规律服药，病人精神压力增大，会给生活带来巨大影响。同时，一个年轻人得了艾滋病，社会也将为之付出巨大的代价。社会保障体系不得不为他们长期支付高额的医疗成本。

 不饥勿强食，不渴勿强饮。

九、艾滋病的预防

艾滋病目前没有疫苗可以预防,掌握预防知识、拒绝危险行为,做好自身防护才是最有效地预防手段。

(1)拒绝卖淫、嫖娼、吸毒等传播艾滋病的重要危险行为。

(2)拒绝多性伴且没有保护的性行为。树立健康的恋爱、婚姻、家庭及性观念是预防和控制艾滋病、性病传播的治本之策。

(3)正确使用安全套。正确使用安全套,既是保护自己免遭艾滋病病毒及其他性病感染的有效手段,也是现代性道德的体现,展现了对性伴侣的充分尊重。同时,对于女性来说,也是有效降低意外怀孕风险的最佳自我保护方法。使用安全套并不意味着可以放纵个人的性行为。正确使用安全套需要注意以下几点:

- 应使用处在有效期内的产品;
- 每只安全套只能使用一次,切忌重复使用;
- 射精后应立即抽出,以免精液流入阴道,从而丧失了安全套的作用。

(4)拒绝肛交、口交。提倡健康的性行为,拒绝肛交、口交,可有效降低感染HIV和性病的风险。

(5)拒绝毒品可降低HIV和性病传染的风险。共用注射器吸毒是传播艾滋病的重要途径。近年来出现的新型合成毒品(冰毒、摇头丸、K粉等)虽然不以注射吸毒为主要方式,但是滥用这些毒品会降低自己的风险意识,性伴数量和不安全性行为的频率会增加,那么也会间接地增大HIV和性病传染的风险。

(6)及早治疗并治愈性病可减少感染艾滋病病毒的危险。洁身自爱、遵守性道德是预防经性途径传染艾滋病的根本措施。

(7)感染了艾滋病病毒的孕产妇应及时采取医学手段阻止艾滋病病毒传给婴儿。感染了艾滋病病毒的怀孕妇女要在医生的指导下,采取孕期和产时服用抗病毒药物、住院分娩减少损伤性危险操作,以及产后避

 吃饭八分饱,医生不用找。

第九章 疾病预防

免母乳喂养等预防传播的措施，可大大减少将艾滋病病毒传染给胎儿或婴儿的机会。

（8）72小时内使用暴露后预防用药可减少艾滋病病毒感染的风险。发生暴露后，比如破损手指沾染艾滋病人的血液、同HIV感染者发生了无保护的性行为，可以使用暴露后预防用药。暴露后预防用药可以有效降低感染艾滋病病毒的风险。

服药周期：28天；

服药种类：HIV感染者抗病毒治疗的药物，根据当地药品的可及性及医生评估后开具用药方案。

服药效果：与起始用药时间密切相关，原则上不超过暴露后72小时。时间越早，保护效果越好。

（9）不与他人共用牙刷、剃须刀。

十、艾滋病的检测与治疗

发生高危行为后（共用针具或无保护性行为等），应该主动进行艾滋病检测与咨询，早发现、早诊断、早治疗。急性感染期传染性较强。常出现的症状有发热、头痛、皮疹、腹泻等流行性感冒样症状。但是这些症状是否出现因人而异。

HIV抗体的初筛检测结果呈阳性不能确定是否感染，应尽快到具备诊断资格的医疗卫生机构进行确诊。现有的诊断技术检测HIV抗体、抗原，和核酸的窗口期分别为感染后的3周、2周和1周左右。因此，需要注意检测的时间要在窗口期过后。具体可咨询当地的艾滋病自愿咨询检测门诊。

中国各级疾病预防控制中心（简称疾控中心，下同）、医院等机构均能提供保密的艾滋病检测和咨询服务。国务院《艾滋病防治条例》规定，卫生部门指定的自愿咨询检测门诊（VCT门诊）提供完全免费的咨询和检测服务，并且对个人咨询检测信息完全保密。自愿咨询检测门诊

 话莫不想就说，饭莫不嚼就吞。

197

通常设在当地疾控中心、医院、妇幼保健院。部分综合医院皮肤性病科也可以进行艾滋病检测，还有一些社会组织也能够提供免费的艾滋病快速检测及咨询服务。

感染艾滋病病毒后及早接受抗病毒治疗可提高患者的生活质量，同时可减少艾滋病病毒的传播。一旦感染艾滋病病毒，体内病毒复制就已经开始，会逐渐损害全身多个器官，及早治疗能够抑制病毒复制，降低上述损害的发生机会，使免疫功能恢复并保持正常水平，保持较好的身体状况，减少艾滋病病毒传播。

十一、艾滋病的宣传与关爱

世界上第一个艾滋病病例是在1981年12月1日被诊断出来的。为提高人们对艾滋病的认识，世界卫生组织于1988年1月将每年的12月1日确定为世界艾滋病日，号召世界各国和国际组织在这一天举办相关活动，宣传和普及预防艾滋病的知识。

红丝带是对HIV和艾滋病认识的国际符号，1991年在美国纽约第一次出现后，这一标志被越来越多的人佩戴，它代表对HIV和艾滋病的关心，关心那些活着的HIV感染者，关心那些已经死去的病人，关心那些受艾滋病影响的人。红丝带成为一种希望的象征，象征疫苗的研究和治疗感染者的成功，象征HIV感染者生活质量的提高。红丝带代表着一种支持，支持HIV感染者，支持对未感染者的继续教育，支持尽全力去寻找有效的治疗方法和疫苗，支持那些因艾滋病失去至爱亲朋的人。

世界范围内青少年的婚前性行为正在不断增加，其中多数是风险性的、无计划以及无保护性的，这使得青少年群体成为艾滋病防控中最脆弱的群体。这在一定程度上导致了青年学生群体中的艾滋病疫情上升明显，大学校园已不再是一片完全纯净的净土。

大学生是知识分子，是优秀青年群体，理应树立正确的人生观、价

吃药不宜用茶水，饭后不宜喝浓茶。

值观、恋爱观，大力倡导文明的生活方式，培养正确的"性"理念，养成卫生的"性"习惯，自觉地接受艾滋病防控教育，积极地宣传艾滋病防控知识，主动地推广到同伴、家庭和社会中去，为有效遏制艾滋病在青年群体中升高的势头作出贡献。

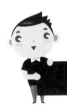 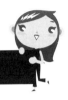

第九节　常见病的预防

大学生在校期间经常容易患的疾病是呼吸道传染病（感冒、风疹、水痘）、肠道传染病（肠炎、痢疾、肝炎、食物中毒），前面已作了简单叙述。校园内常见的多发疾病主要指感冒、感染性腹泻、胃炎、痛经、结膜炎、荨麻疹、扁桃腺炎、疥疮、甲沟炎、痔疮、肛裂、口疮、体癣等，这些疾病既损害健康，又影响学业。因此，思想上要重视，掌握一些保健常识，完全可以避免。

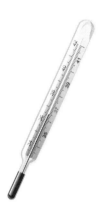

一、感冒

感冒是学生中最常见的疾病，它是由病毒引起的上呼吸道感染为主的呼吸道传染病。感冒又分普通感冒和流行性感冒。感冒病毒主要通过空气中的飞沫、人与人之间的接触或与被传染物品的接触传播。动物与动物之间，动物与人之间，人与动物之间也有相互传播的可能性，所以它是一种人与动物共患的传染病。

感冒病毒种类和型别很多，根据流感病毒感染的对象，可以将病毒分为人类流感病毒、猪流感病毒、马流感病毒以及禽流感病毒等类

 粗粮杂粮营养全，身体健康又省钱。

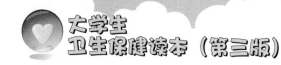

群。其中人类流感病毒根据其核蛋白的抗原性可以分为甲、乙、丙三型。甲型流感病毒又称A型流感病毒，能引起世界性流感大流行，它也在动物中广泛分布，并能在动物中引起流感流行和造成大批动物死亡。2009年4月在墨西哥韦拉克鲁斯州的一个大型养鸡场发现一例人传人的甲型H1N1流感案例，此后造成全世界流行。乙型流感病毒又称B型流感病毒，常常引起局部暴发，很少引起世界性流感大流行。丙型流感病毒又称C型流感病毒，它主要以散在形式出现，主要侵袭婴幼儿，一般不引起流行。

感冒病毒抗原非常容易变异，每年均有小变异及基因的重组。特别是甲型流感病毒，大约每隔10年发生1次大变异，出现新结构的另一型病毒，各种病毒各个型号之间又无交叉免疫作用，感染了某一型仅对该型有免疫力，而对其他型仍无免疫作用，由于人群缺少对变异病毒株的免疫力，很容易出现再次反复感染。另外，由于感冒病毒的抗原性不强，病变又限于上呼吸道黏膜，局部病毒一般不入血，因此病程短，感染后人体产生的抗体不多，维持免疫力的时间较短，一般只有2～3个月。有统计表明，每人每年平均会感冒1～2次。这就是为什么人类经常反复感冒的原因。

感冒病毒以空气中飞沫为主要传播途径，病毒在空气中传播的有效距离一般是3ft（1ft=0.3m），如果病毒在这个有效距离内落在你的眼睛或鼻子上，数小时或1～3日你就会感到不舒服。病毒存在于病人或隐性感染者的呼吸道分泌物中，通过说话、咳嗽或打喷嚏等方式将病毒散播在空气中，并能保持30分钟，易感者吸入后即能感染。也可通过污染的物品如餐具、桌椅，接触后起传播作用。学生由于生活、学习都集聚在一起，常有密切接触史，往往一室、一班里只要一人感冒，其他同学很快被传染。

感冒初期症状为咽痛、鼻塞、流涕、打喷嚏、全身酸痛、乏力、头痛，重者可引起发烧，体温在37.5～40℃不等。经对症治疗后3～7

 贪凉失盖，疾病常来。

第九章 疾病预防

日内好转，若治疗不及时，且个人体质虚弱，可造成并发症，如扁桃腺炎、气管炎、肺炎。

感冒无特效药，重点在预防。预防感冒关键在于提高机体抵抗力。在感冒流行期或接触感冒病人后，有的人发病，有的人则安然无恙，这就取决于各人的身体免疫功能。感冒病毒只有在人体免疫力低下时才会乘虚而入。造成人体免疫力低下诱发感冒的常见原因如下。

（1）受凉。剧烈运动后洗冷水澡；晚间睡觉衣被掉地；睡眠状态下受冷风直吹；气候尚未转暖或气候转凉后长期使用电扇、空调；夏季空调房温度过低，空调房内外温差过大；春季过早脱去冬装；夏季室外露宿、雨淋等。

（2）熬夜、疲劳过度。经常熬夜、通宵达旦工作、娱乐；睡眠时间少，睡眠质量差；长途旅游、长期剧烈运动、重体力劳动造成疲劳过度。

（3）缺乏体育锻炼。强壮的体质是靠平时体育活动锻炼及积极参加力所能及的劳动换来的。锻炼可促进机体新陈代谢，提高机体对病毒及细菌的免疫力，从而也减少包括感冒在内的各种疾病的发生。

（4）营养不平衡。偏食或长期营养不良，饮食失调。体内缺乏必需的营养物质，造成代谢障碍，免疫机制遭到破坏，致免疫力下降。

（5）乱服药、滥用药。凡药三分毒，滥用药，乱服药，尤其是滥用抗生素，一是破坏或抑制机体自身免疫机制，二是增加身体的抗药力及微生物的抗药性，三是药物的副作用，直接伤害身体。

（6）月经期。成年女性由于生理特点，每月有一次周期性的子宫出血，即月经。月经期平均失血60毫升，多则达200毫升以上。月经期身体处于生理性贫血，出现头晕、失眠、乏力等症，这阶段也是人体免疫力最低下时期，因此稍不注意保暖或接触感冒病人后极易患感冒。

预防感冒主要是注意避免受凉，切忌贪凉。根据季节随时增减衣服；避免过度疲劳，不熬夜，注意劳逸结合；同时要加强体育锻炼及耐

 衣服常洗换，强如上医院。

寒、耐热锻炼，坚持"春捂秋冻"，冷水洗脸，热水洗脚。其次，平时饮食要多样化，不偏食，并注意饮食卫生、个人卫生、宿舍卫生。室内保持空气流通，被褥常晾晒，因为感冒病毒在空气流通的情况下不易繁殖。感冒病毒最怕热，不怕冷，在56℃条件下只需36分钟就会杀灭。但在28℃左右环境中，病毒最适宜繁殖，十分活跃，因此，冬季室内空调温度切忌调得过高，一般以15～20℃为佳。

感冒预防措施如下。

（1）及时掌握天气变化，注意增减衣服，尤其要注意脐、腿部的保暖，女孩春季切忌过早穿裙服，袒胸露背。遇大风大雨，气温骤降时，应少外出或避免远行。

（2）早睡早起，锻炼身体，按时起居，不能熬夜。参加晨练及学校安排的体育活动，既可增加体质，也能畅达心胸，使精神欢愉，有利于增强人体抗病能力。

（3）避免交叉感染　尽力少去人多拥挤的公共场所。每日宿舍要开窗通风，室内空气形成对流。另外勤洗手、少摸脸、少挖鼻，也是防感冒有效措施之一。

（4）适当休息，感冒应以休息为主，避免繁重的体力、脑力劳动及体育活动，从而降低能量消耗，提高自身抗病能力。

（5）多喝水，多吃蔬菜水果。多饮水能帮助维持皮肤黏膜的完整性，构成抵御感染的屏障。吃富含维生素C的蔬菜水果，可有效增强白细胞的活力，增强免疫系统抗击细菌和病毒的能力。同时，适量多吃些鱼、肉、蛋、奶制品等营养较高的食物。

（6）冷洗脸热泡脚。坚持早上冷水洗脸，能锻炼皮肤抵抗冷空气的能力，对预防感冒有一定效果。睡前用热水泡脚，可促进血液循环，增强人体抵抗力，也有助于预防感冒。

（7）有条件的话，可到疾控部门接种疫苗，是预防感冒的有效方法。

　丰收要靠劳动，身强要讲卫生。

第九章 疾病预防

防治感冒，应注意以下误区。

（1）轻信广告，乱服感冒药。市场上感冒药名目繁多，层出不穷。药品开发商为了经济效益，在药品的命名上绞尽脑汁，诱惑患者购买，如"快克""速效感冒丸""一粒康"……感冒药可归纳为三大类：一是纯中药制品，如银翘解毒片、柴胡冲剂、羚羊感冒片等；二是纯西药制品，如白加黑、感冒通、扑热息痛等；三是中西药合剂，如感冒灵冲剂、康必得、感特灵等。这些感冒药的组方大同小异，多在解热镇痛药的基础上加上抗过敏药、抗病毒药、维生素C、收缩血管药等，其剂型多样，包装命名不一，在售价上差别甚大。而由于包装和价格上的差异，患者意识上就产生了所谓"好药""不好药"之分，其实这是误解。患感冒的人总想尽快痊愈，一些人听信广告，积极去购买什么"快克""速效感冒药"等，以为一吃就好，其实不然，感冒后用药主要是对症治疗，消除症状，如退热、止咳、止痛，若并发其他炎症性疾病，则加服一些抗生素。所以说，患者不要轻信广告，感冒的治疗目前尚无特效药，各种感冒药疗效差不多，并非越贵越好，更无必要花大量的钱财去购买"高档"感冒药。

另外，患了感冒更不能乱服药，并不是服得多，病就除得快。有些学生从家里带来了许多种类的感冒药，一次同时服数种，效果并不好，并产生了副作用。感冒药里基本都含有抗过敏、解热镇痛等西药成分，这些药对大脑、胃以及造血系统都有影响。其次，感冒后病毒在体内排出需要一个过程，呼吸道黏膜好转更需一段时间，并不是多吃药就能在一天、半天内消除症状或康复。因此，感冒后应在医生指导下正确用药，切忌妄目乱服药。

（2）抗感冒药可预防感冒。当前市场上的抗感冒药只能缓解症状及防止并发症，并不能杀灭或抑制病毒。所以，在没有患病时吃感冒药不

 年年早打预防针，疾病虽凶难上身。

能预防感冒。感冒疫苗注射后仅对某一种型号的病毒起预防作用，预防效果不能达到百分之百。

（3）感冒后乱吃消炎药。有些人将抗生素类消炎药作为感冒后的首选药，得了感冒立即吃上几片"顶一顶"，殊不知这些抗生素类药物主要是杀灭或抑制细菌生长，对病毒基本无效。感冒早期仅以病毒感染为主，只有当病情发展，自身免疫力低下，并发扁桃腺炎、支气管炎、肺炎时，才能选用抗生素，若过早服用抗生素，常常有害无利。

（4）鼻塞就是感冒。感冒的早期症状以鼻塞、流涕、打喷嚏、头痛为主。有些患者一发现上述症状就误认为是感冒，长期服用感冒药。鼻塞、流涕、打喷嚏、头痛等症状除了因感冒出现之外，鼻部本身的疾患也会引起，其中最常见的是过敏性鼻炎，它与感冒的治疗用药有所不同，过敏性鼻炎治疗以祛除过敏诱因，服用抗过敏药为主。感冒治疗以解热止痛、抗病毒、对症治疗为主。因此要注意，鼻塞不等于感冒，感冒药不能随便服，一定要在医生指导下服用。

（5）感冒是小毛病。前面多次谈到感冒是由病毒感染引起的全身感染性疾病，病毒繁殖很快，尤其是甲型流感病毒。感冒对全身各器官都有损害，它的康复与自身免疫力有关。对于小儿、年老体弱或慢性病患者来说，由于机体免疫力都较弱，很容易并发扁桃腺炎、中耳炎、肺炎、心肌炎、脑炎等并发症。另外，某些疾病的早期症状常与感冒症状相同，如肝炎、胸膜炎、脑炎、麻疹等。因此，患了感冒或出现类似感冒样症状，既不能轻视，也不能藐视，一定要请医生诊治。

（6）运动出汗治感冒。一些人得了感冒，认为打打球，跑跑步，爬爬山等出身汗，病毒就能排除，病就好了，这是错误的。感冒后切忌进行剧烈体育活动，因为感冒后人体为了抵御入侵的病毒，调动有利因素，如白血球增加，吞噬细胞作用加强，肝脏解毒功能加强，新陈代谢

好酒好肉坏胃肠，粗茶淡饭身体养。

第九章 疾病预防

加速，以提高机体的抗病能力，这一系列人体自身的调节功能有利于身体康复；如果剧烈运动，就会使新陈代谢更加旺盛，体温升高，势必大量消耗糖、脂肪、蛋白质等营养物质，导致体内调节功能失常，加重病情。因此，感冒病人不宜剧烈运动，特别是感冒伴有发热，体温超过37.5℃，或出现明显的咳嗽、全身酸痛等症状时，应放下工作或学习休息一段时间，直至退热及症状消失为止。休息时应以卧床为主，可适当散散步，并大量饮水，按时服药，必要时输液治疗。

二、感染性腹泻

因食用了被细菌、病毒、寄生虫污染的食物或其他有毒食物而引起的恶心呕吐、腹痛、腹泻，称为感染性腹泻。腹泻原因在临床上根据病情、病原、体征等发病情况，可分为急性肠炎、急性胃炎、食物中毒、细菌性痢疾，这些都属于肠道传染病，是学校学生发病中第二大疾病。此类疾病全年均可发病，以夏秋季及节假日为最多，以细菌性感染最为多见，主要有痢疾杆菌、沙门菌属、空肠或结肠弯曲菌、大肠杆菌、金黄色葡萄球菌等。肠道传染病中尤以细菌性痢疾发病率为高，这里作重点介绍。

细菌性痢疾简称菌痢，是由痢疾杆菌所致的急性肠道传染病。菌痢的传染源是急、慢性病人和带菌者，传播途径是痢疾杆菌从粪便排出后经手、苍蝇、餐具、日用品、食物或水再经口感染至人。

自然界的苍蝇带菌率较高，可高达8%～30%，并有粪食兼食的习惯，易造成食物污染，食用苍蝇污染的食物常被传染。人群对菌痢普遍易感，20～40岁是高峰年龄。痢疾杆菌进入人体之后，若人体抵抗力差或病菌的致病力强、数量大，便可以致病。菌痢的肠道病变以乙状结肠和直肠为主，重症可累及整个结肠甚至回肠末端，而中毒性痢疾的肠道病变轻微，突出的病理改变是发生在大脑和脑干的水肿以及神经细胞变性，主要见于儿童。

 饭后漱漱口，牙齿不会抖。

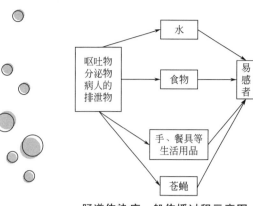

肠道传染病一般传播过程示意图

急性菌痢的潜伏期多为3～7天，短者可为数小时。典型菌痢起病急，出现畏寒、高热、头痛、乏力等全身中毒症状，并有腹痛、腹泻，多数病人初为稀水样便，1～2天内转为脓血便，每日10～20次或更多，大便量少，有时完全为脓血便，便时有明显的里急后重感。部分病人起初就为脓血便。急性菌痢多数病人1～2周内康复，重症者或年老体弱、营养不良者可出现中毒性肠麻痹、休克、败血症。菌痢患者原则上要隔离或住院治疗。

预防细菌性痢疾关键在于注意饮食卫生、个人卫生。具体应注意以下几点。

（1）养成良好的卫生习惯。进食前、便后要用肥皂洗手。有人把菌痢称为"脏手病"，手能传播疾病。有关研究人员对169个没有洗手的人进行手上检测，发现平均手上有427个菌落，最多达101.2万个菌落，手上大肠杆菌的阳性率达26.04%，金黄色葡萄球菌阳性率达8.3%，痢疾杆菌阳性率0.6%。

（2）不吃腐败变质食物。不贪便宜，不买价低质差的食品；直接入口的食品要有小包装，如各种糕点、饼干、糖果…；不随意到无卫生设施、卫生条件差的店摊购买食品，如羊肉串、臭豆腐、熟菜等；尽量少吃凉拌菜，特别是夏季，即使食用也应现做现吃；少吃或不吃隔夜、隔顿菜，没有变质的隔夜菜食用时也应充分加热处理；生吃水果要洗净去皮，不需去皮或无法去皮的水果应先用清水冲洗后再用淡盐水浸泡半小时后再食用，如草莓、桑葚等。

夏秋季节各种食物极易变质，原因是夏秋季最适宜细菌繁殖，细菌生长繁殖的最佳温度为30～37℃，细菌每15～30分钟就繁殖一

 大蒜是个宝，常吃身体好。

第九章 疾病预防

代,如果食物上污染了10个致病菌,在30℃气温下,经过4个小时即可变成4020个,因为细菌是以二分裂的方式一代代繁殖,数小时后数量就会大量增加。

(3)苍蝇叮咬的食物不能吃。苍蝇素有微型"细菌弹"之称,由于它经常往返于各种食物及腐败的有机物和人、畜的排泄物之间,因此成了传播各种疾病的元凶。有关研究发现,一只苍蝇能携带霍乱、伤寒、沙眼、痢疾、淋病等六十多种病原体,且还不包括各种肠道寄生虫。一只家蝇的体外至少可携带400万~550万个细菌,仅它的一只腿上的细菌就高达120万个之多。苍蝇从口到整个肠道可带有2亿~5亿个病原体,并可在苍蝇体内存活5~6天之久。所以,一定要重视苍蝇对食物的污染及危害,每个人都要投入到消灭苍蝇的行列中去,消灭苍蝇是预防控制肠道传染病的重要方面。

三、胃炎

胃炎是指胃黏膜受物理化学及精神因素刺激后引起的炎性反应,它与气候变化、腹部受凉、饮食不调、暴饮暴食、药物刺激、情绪变化等有关,临床表现:左上腹部疼痛,伴有烧灼感,返酸,嗳气,食欲减退,恶心呕吐,并发溃疡时会出现规律性的夜间疼痛,大便出现柏油样便。预防措施如下。

① 根据气候变化随时增减衣服,避免受凉及过度疲劳。

② 保持心态平衡、精神愉快,避免生气、动怒。

③ 饮食要规律,忌进食过快、过冷、过热、过辣;忌偏食及暴饮暴食;少吃油炸、高糖、高脂肪的食品;戒烟戒酒。

④ 避免药物刺激。许多药物对胃黏膜有刺激作用,如阿司匹林、消炎痛、强的松等,这些药应饭后服用。

⑤ 胃病应综合治疗,切忌乱投医、滥用药,迷信广告自购药。治疗原则包括:抗菌消炎、止酸抑酸、保护胃黏膜、镇静安定、止痛、助消

 热天半块瓜,药物不用抓。

化、中药调理七大类。

四、痛经

痛经是女性的常见病症，据资料统计，约有30%～40%的女性在经期内常有下腹或腰底部疼痛的现象。痛经大多在月经来潮的当天出现，也有的在月经前出现，常为下腹绞痛，伴有面色苍白、头痛、恶心呕吐、手脚发凉，重者出现休克征象。痛经可持续数小时或1～2天。痛经分为原发性和继发性两种。原发性痛经又称为功能性痛经，是指经妇科检查未发现病理变化的痛经，通常发生在13～25岁未分娩过的少女身上，此类痛经大部分原因不明，常与排卵或前列腺素过多，造成子宫的高度收缩有关，另外可能由饮食、生活不规则、经期进食冷饮、腹部受凉、精神紧张、思想负担压力过大等因素诱发。继发性痛经又称病理性痛经，是指患者生殖器官有明显的器质性病变，如生殖系统肿瘤、盆腔炎症、子宫发育不良、子宫内膜异位等。继发性痛经多见于25岁以上妇女。痛经轻者可以忍受，能正常工作，重者可以造成疼痛性休克，危及生命。常见轻微痛经可采用如下自疗方法。

① 疼痛时立即服用速效救心丸5～10粒，数分钟见效。

② 月经来潮前第1天开始服用芬必得2粒，每日1次，连服5天，同时月经前7天每次服三七片4片，每日3次，连服1周。

③ 每晚睡前喝一杯加一勺蜂蜜的热牛奶。

④ 用手掌上下左右来回轻轻按摩脐下至耻骨联合间小腹部。

⑤ 月经前3天，每晚用双手重叠，掌心向下压于小腹正中，作逆时针旋转按摩10分钟，同时从小腹至脐部反推30～50次。

⑥ 运动疗法：俯卧在床上，两手平放在两侧，先将头部和胸部抬离床面，然后将背部抬起呈弓状，如此反复进行，或俯卧于床上两手身后抓住两脚踝关节，轻轻向前拉，还可以将身体在床上前后摇动。

没病天天困，无病困成病。

五、急性结膜炎

俗称"红眼病"。起因于接触感染,传染性极强,感染后数小时即可发病,是一种常见的传染性眼病,春、夏二季多见。结膜炎可由细菌或病毒引起。临床表现:眼部刺痒,畏光流泪,有异物感,分泌物增多,眼皮浮肿,睁眼困难。结膜炎发展很快,一旦患病必须立即治疗,经及时治疗也需一周左右方能痊愈。

预防方法:注意用眼卫生,不熬夜,尽量减少用眼时间;不用脏手揉眼睛;阅读书写保持良好采光、距离;注意个人卫生,不乱用他人的毛巾、脸盆及其他生活用品;避免近距离接触病人,接触后要洗手;洗澡或游泳后应滴上消炎眼药水。

六、荨麻疹

又称风疹块,是常见的过敏性皮肤病。病因是食用或接触了鱼、虾、动物毛发、植物花粉、化学药品、肠道寄生虫等过敏物质,加上过度疲劳及寒冷引起,一年四季均可发生,好发于冬春季节。临床表现主要是痒,块疹越搔越多,时隐时现,重者可出现口唇、眼睑水肿、腹痛、呼吸困难。一旦患病应立即到正规医疗机构就诊。

预防措施如下。

既往对某种物质有过敏史者,应避免接触;注意劳逸结合,切忌过度疲劳、熬夜;体内有寄生虫应及时驱虫;加强体育锻炼及耐热耐寒锻炼,但也不能过度,逐步增强体质。

七、疥疮

是一种由疥虫(疥螨)所致的传染性皮肤病。本病一年四季均可发生,多在冬春两季流行。它偏爱于住集体宿舍的学生,往往是一人患病,整个宿舍全部遭殃。

疥疮之所以偏爱住集体宿舍的学生,是因为疥疮的传染性很强,一

 屋里清,心里净。勤穿勤脱,胜似吃药。

般可以通过同卧一床、同盖一被，或者使用病人用过的衣服、鞋袜、帽子等物体传染，有时甚至同病人握手也会传染。

引起疥疮的罪魁祸首是疥螨，疥螨通常喜欢侵犯皮肤细嫩的部位，如指缝、手腕、肘窝、腋窝、乳晕、乳房下、外阴、腹股沟等处。疥疮的皮肤损害除了表现为丘疹、水疱、脓疮以外，外生殖器及肛门周围等处感染后还可出现绿豆至黄豆大小的结节。患了疥疮常有剧烈的瘙痒，尤以夜间为重，故影响睡眠。

得了疥疮应立即进行治疗，同宿舍的患者也要同时治疗。在痊愈之前最好不要与健康同学接触。患者穿过的衣服、用过的被褥等物品必须用开水烫泡，同时用硫黄肥皂洗。

治疗疥疮的药物主要是20%～55%硫黄软膏。治疗方法是用热水、硫黄肥皂洗澡后，擦干皮肤全身涂药，特别是丘疹、水疱处，每天早晚各涂一次，连用3～4天。用药期间不要洗澡，应让药物保持一定的浓度，四天后才可彻底洗澡。换下的衣服、被褥也都要用开水烫泡，再用硫黄肥皂彻底洗涤干净。

预防措施如下。

注意个人及环境卫生，勤换洗衣服，避免同疥疮病人接触。尽量做到早发现、早隔离、早治疗。同学之间不要混睡，宿舍内物品堆放整齐，无蚊蝇，无垃圾，无臭味，开窗通风，空气保持新鲜，经常晾晒被褥，这样才能避免疥疮的传染与蔓延。

八、扁桃腺炎

本病在大学生中极为多见，多由溶血性链球菌引起。如果事先有感冒，可能为病毒后继发性细菌感染。发病前可能全身无力和发冷，随后有咽痛，吞咽时尤甚。开始时大多位于一侧（以后蔓延至对侧），颌下或耳旁淋巴结可出现肿痛。随着病情发展，临床出现高热，体温39℃以上，全身酸痛，头痛，食欲减退。医生检查：咽部充血，扁桃体明显增

 梦想从来不是手里的钻石，而是放到天上的风筝。

第九章　疾病预防

大，表面有散在的白色渗出物覆盖。

扁桃腺炎由细菌感染引起，必须用抗菌素治疗，如青霉素、红霉素、阿莫西林等，同时应卧床休息，多饮水，用淡盐水漱口，以利细菌毒素的排出，并减轻咽痛。根据发热程度使用退热剂，减轻不适症状。对于反复发作的，可考虑手术切除。

预防措施如下。

注意保暖，避免受凉感冒，要劳逸结合，不熬夜，避免娱乐过度，注意饮食营养，加强体育锻炼，逐步增强体质。

九、智齿冠周炎

智齿，是指两侧上下最后一颗臼齿，就是两边上下的第8颗牙齿，为第三磨牙。随着儿童至成年躯体逐步发育及口腔咀嚼量的增大，这颗牙才开始萌出，一般在17～22岁左右，正是大学生的年龄段。发生冠周炎的一般都是下颌智齿，这是因为人类的颌骨在进化过程中发生退化和缩短，尤其以下颌骨为甚，但现代人的牙齿数目和大小与古代人并无显著差别，结果往往没有足够的牙槽骨容许下颌骨正常萌出，常常造成智齿部分萌出而且位置不正，一部分牙冠被牙龈覆盖，二者之间形成一个又深又窄的盲袋，其中有食物残渣和细菌，不易清除。在咀嚼食物时，覆盖智齿的牙龈又易被咬伤而发生溃疡和糜烂。所以，智齿冠周炎在大学生中十分常见。

智齿冠周炎多发生在口腔卫生不良和身体抵抗力下降之时，下颌智齿比上颌智齿更易患病。初起时，患牙局部的牙龈肿胀疼痛，在咀嚼、吞咽和张口时尤显，进食和说话都有困难。严重时可伴有畏寒、高烧、患侧面部明显肿胀、颌下淋巴结肿痛等，十分痛苦。发生上述情况，都应去校医务室治疗，待炎症消退后，应去医院诊治或拔除该智齿，以免以后复发。如果智齿位置尚正，并有对口牙，可切除覆盖在智齿牙冠上的牙龈，以消除盲袋。

　地球是运动的，一个人不会永远处在倒霉的位置。

十、甲沟炎

脚拇趾甲边缘一侧常发生红、肿、热、痛，逐步形成趾甲边缘脓肿，即所谓的甲沟炎。发生原因是穿的鞋子过小、过紧，脚拇趾甲不能平稳地生长，边缘扎入趾头组织，引起细菌感染。轻微的甲沟炎局部用碘酒消毒或敷消炎膏可消散，重者需剪去或拔去趾甲，抗菌消炎治疗。

预防措施如下。

养成个人习惯，天天洗脚、洗袜，保持鞋内干燥，鞋子要适当宽畅、透气，尽量不穿尖头鞋、高跟鞋，尤其是体育活动或较长时间走路，更应穿舒适的平底运动鞋。

十一、痔疮

痔疮是一种极为常见的疾病，多见于成年人，在校大学生也经常发生。

痔疮有外痔、内痔和混合痔之分。

外痔位于肛门边缘之外，可以看见，也能摸到，一般并无不适，只是大便后不易拭净，有炎症或血栓形成时会有明显的疼痛和水肿；内痔位于肛门内，唯一症状是便血，常在疲劳、大便干燥和酒后发生，血色鲜红，不与粪便混合一起；混合痔多为内痔发展而成，除出血外，主要症状是在排便后坠出肛门外，原先还可自行缩回，以后常需用手托回，最后每一用力就会坠出，十分难受。在校大学生比较常见的是内痔出血，血栓性外痔偶可见到。炎性外痔和混合痔比较少见。痔疮的发生常常由于疲劳过度或大便干燥引起。

患了痔疮必须在医生的指导下及时治疗，可服用化痔丸、润肠通便药，外用痔疮膏，每日二次用热水坐浴，痔疮发作期间原则上要卧床休息数天，这样才能加快愈合。

预防措施如下。

首先是防止便秘和排便时间过长，每天要定时去厕所，形成定时排

人生没有如果，只有后果和结果。

便的条件反射，养成每天排便的习惯。在大便时看书，常使排便时间延长，因此不要养成大便时看书的习惯。其次是多吃蔬菜瓜果和多饮水。有刺激性的食物和调味品不宜食用过多，也不宜过多地饮酒。坚持体育锻炼，特别是从事久坐或久站专业的大学生，更要坚持课间操和跑步；再次，保持肛门清洁，每次便后用温热水清洗，有痔疮病史者，在睡前再增加一次清洗，这样对防止痔疮的生成和发展有一定的好处。

十二、肛裂

表现为肛门口皮肤全层的小裂口，实际上是感染所形成的溃疡。病因与大便秘结有关。肛裂的症状是出血和疼痛，出血在大便时发生，一般血量很少，大便时和大便后有疼痛感，常持续半小时至2小时。肛裂的出血和疼痛也常使患者畏惧排便，但愈是推迟排便，大便就愈干结，症状也愈重。

肛裂的预防措施与痔疮相同。如果肛裂发生不久就采取每日洁肛二次、服用润肠通便药和消炎药措施，有可能使新鲜肛裂自行愈合。长期不愈者需手术治疗。

十三、口腔溃疡

口腔黏膜、舌尖、牙龈常出现直径2～3mm的溃疡，有剧烈的烧灼痛，咀嚼和接触咸味时尤甚，影响食欲、工作、学习。病程一般不超过7～10天，愈合后不留疤痕，但容易复发。一处好后，他处又可发生，间隔时间长短不一。

口腔溃疡的病因多为疲劳过度、消化不良、睡眠不足、熬夜、维生素B_2缺乏等，总的看来，似与免疫系统机能降低有关。

得了口腔溃疡，经口服一些抗菌消炎药、维生素B_2、维生素C，局部敷锡类散、喷西瓜霜喷剂、云南白药等，短期内即可愈合。另外，要

 不怕穿得迟，就怕脱得早。

调整生活规律，保证睡眠时间，不疲劳、娱乐过度；注意口腔卫生及饮食营养，多吃新鲜蔬菜、水果；保持心情愉快，消除精神负担；加强身体锻炼，提高机体的抵抗力。如果能做到这些就可以预防口腔溃疡的发生。

十四、足癣

俗称脚气，多在趾间，发病率很高。初起时多为散在或成群的小水疱，奇痒，搔破后可引起糜烂和发炎，冬季常发生裂口。

足癣的病因是真菌的感染，多通过公用或合用的浴巾、澡盆、脚盆、拖鞋而传染。脚汗较多的人以及平时穿胶底鞋而使足部持续潮湿的人，更易染上足癣。

足癣的害处很多，它可以引起体癣和股癣，甚至甲癣（灰指甲）。足癣在夏秋季节常常加重，甚至引起患足急性化脓、肿胀。所以，有了足癣应该积极治疗，特别是继发感染时，除了应用抗真菌的癣药水或药膏外，还应将患足浸泡在低浓度的高锰酸钾溶液中（1∶5000），口服或注射抗菌药物，患肢抬高休息，穿的鞋袜每天要更换清洁的。预防的方法是：不用别人的或公用的脚布、脚盆、浴巾和拖鞋，洗脚后擦干趾间，鞋袜天天更换保持干燥。

体癣、股癣、足癣、甲癣都要请医生诊治，不要随便用药，特别是不能使用激素类软膏（皮炎平、肤氢松），反之会使病情加重。

十五、包皮过长及包皮环切术

包皮过长和包茎是小儿的正常现象。新生儿和婴儿的包皮与阴茎头常有上皮粘连，随着孩子年龄的增长，这种粘连逐渐被吸收，包皮与阴茎头便自然分开。在七岁以前，包皮相对较长，龟头被完全包住而不致露出，随着年龄的增长，阴茎增长、增粗，龟头逐渐外露。但仍有三分之一左右成年男子的包皮依然遮住龟头，仅在用手将包

寒从脚起，病从口入。空气流通，病菌失踪。

第九章 疾病预防

皮翻上或阴茎完全勃起时，才能露出龟头及尿道口。

包皮过长时，被包住的龟头根部会有包皮垢出现，很容易滋生细菌，若不注意局部清洁卫生，包皮垢会使龟头及包皮发炎，已婚者还对夫妻性生活卫生不利，严重的可致性疼痛或引发女性阴道炎症。因此，平时一定要注意个人卫生，经常将包皮翻起进行清洗，有条件者最好每天要清洗一次。已婚男性，在过性生活前必须将包皮翻起进行彻底的清洗，以确保夫妻双方的性器官卫生。

所谓包茎，就是包皮无法翻起，或者是包皮过长而包皮口过紧，以致勃起时强行翻起，过小的包皮口可形成包皮嵌顿。这种情况下一是难以保证局部的清洁，容易引发感染，二是可能影响婚后夫妻的性生活质量，可以考虑包皮环切手术。

目前，社会上个别民营医院通过各种媒体片面宣传，夸大了包皮过长对健康的危害，误导青少年，大肆鼓吹包皮过长环切。有人分析认为，包皮环切没有医学上的必要性，因为行环切术的人与不行这一手术的人相比，在生殖器癌症的发病率方面并无差别。从性生理角度来说，只要在阴茎勃起时能够将包皮翻起，而且保持局部清洁，就不会引起炎症而致性交疼痛，反之，包皮稍长者由于龟头受到包裹，缓冲了对龟头的直接"冲击"，可以使性交勃起裸露的龟头的敏感性更高些。因此，有包茎或包皮过长而包皮口狭窄者，才考虑做环切术，但手术前一定要到正规的医院咨询清楚，并在有资质的医院进行手术。临床发现，有些学生轻信一些媒体的片面宣传，图省钱，到一些无资质、不具备条件的医疗机构处做手术，结果造成手术效果不佳，严重的还引发了感染等，既浪费了金钱，又带来不必要的烦恼和痛苦。

 若要身体壮，饭菜嚼成浆。

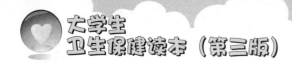

第十节 大学生健康教育

一、大学生健康教育的必要性

在传染病防治一节曾讲到,大学校园是一个人员高度集中、高度密集的地方,大学生群体又是一个思想非常活跃、生理机能旺盛、社会流动面广的群体。因此,加强大学生健康教育,对增强大学生身体素质、有效防控疾病传播显得尤为重要。各级各类学校应对学生开展健康教育。而且对于高校新生和在校生的健康教育有明确的学时要求。

健康教育的目的:提高健康知识水平、改善对待个人和公共卫生的态度、增强自我保健能力和对社会健康的责任感、预防心理疾病,促进心理健康、形成有益于个人、集体和社会的健康行为和生活习惯,降低常见病的发病率。

健康教育的意义:强化学生思想品德和道德观念、促进学校社会主义精神文明建设、有助于学生树立大卫生观念。

大学生健康教育的内容很广,涉及生理、心理、卫生、营养、体育、行为、急救等多方面。学校将专门开设体育与健康、心理健康等课程,编者出版《大学生卫生保健读本》,旨在给大学生健康教育提供一个有效参考和必要的补充。

二、积极锻炼身体

党和政府历来十分重视青少年学生的健康成长。在新中国刚成

 饭前便后洗净手,细菌虫卵难进口。

第九章 疾病预防

立不久的1950年,毛主席就给时任教育部部长马叙伦指示,学校要注意"健康第一,学习第二",并强调"全国一切学校都应如此"。1952年,毛主席又题词"发展体育运动,增强人民体质"。毛主席和当时的其他中央领导同志还多次强调,要减轻学生过重的负担,保证青少年的健康成长,并积极倡导劳卫制,开展群众性的学校体育活动。毛主席还说过:身体是革命的本钱。这些号召的贯彻,都极大地提高了我国学生和我国人民的身体素质,一举甩掉了东亚病夫的帽子。但随着时间的推移,资料显示,近年来,我国青年学生的身体素质呈逐年下降趋势。

参加体育锻炼,是强健体魄的有效途径。《"健康中国2030"规划纲要》指出:要"培育青少年体育爱好,基本实现青少年熟练掌握1项以上体育运动技能,确保学生校内每天体育活动时间不少于1小时。青少年学生每周参与体育活动达到中等强度3次以上,国家学生体质健康标准达标优秀率25%以上。"

教育部要求,要逐步将大学生身体素质指标列入大学生的毕业要求。早在2007年,时任教育部部长周济在第七届全国大学生运动会开幕式上,向全国的广大青少年学生提出:"每天锻炼一小时,健康工作50年,幸福生活一辈子"的口号。"每天锻炼一小时,健康工作五十年"是50年代清华大学提出的口号之精髓,当时对全国产生了深刻地影响。每天锻炼一小时,这是应该终生养成的良好习惯,也是健康人生的基本条件。

著名教育家叶圣陶先生说过:有两种习惯,一种是坏习惯,一种是好习惯。保留一种坏习惯,会使人终身受害。养成一种好习惯,可使人终身受益。每天锻炼一小时说起来并不难,但要真正做到每天不间断,对人的意志也是一种考验。健康工作五十年,这是人生最重要的历程,也是人生价值的重要体现。世界卫生组织对老年人的界定是75岁以上的人。随着人类寿命的延长,健康工作五十年已不是少数人的

 干干净净一身轻,不干不净百病生。

专利。幸福生活一辈子,这是幸福人生的最终目标,也是以人为本的精神实质。

当今时代,人类以更加理性的态度和更富有诗意的情感,来看待每一个生命体的珍贵历程,有健康才有幸福生活的物质基础。现代人的理念中,健康已经成为幸福的同义词,要追求高质量的生活享受,没有健康的身体就是一句空话。只要我们关注生命,关注健康,提高自我保健意识,就一定能够长寿幸福安康。

大学生要积极响应团中央的号召:走下网络、走出宿舍、走进操场,积极参加体育锻炼,掌握一到两项运动技能,坚持每天锻炼一小时,努力强健身体素质。

三、从我做起控烟控酒

世卫组织于早在2003年就已通过《烟草控制框架公约》,我国也在2003年就签署加入了这个公约。但由于种种原因,烟草消费的控制在我国不尽如人意。据中国戒烟网数据,2015年我国吸烟的人数是3亿。每年死于吸烟相关的疾病人数达100万,还有10万人死于二手烟暴露。

有这样一组可怕的数据:全球每年死于吸烟所致疾病的人数高达700多万人,有研究估计,到2030年,每年因吸烟死亡的人数将达830万人,如果不加以干预或改变,到21世纪末将会有10亿人因吸烟而死。

关于吸烟的危害,编者在百度中搜索了"吸烟的十大危害",有多个版本。内容大致相同,编者在此列出其中之一。以引起读者警示。

吸烟的十大危害如下。

第一,吸烟导致血栓,引发各种心脏病。吸入香烟中的一氧化碳会降低血液吸收氧气的能力。尼古丁能使心跳加快,血压升高,心脏的承受能力减弱,心肌缺氧引起冠状动脉梗塞,心脏局部缺血(或心绞痛)

清洁是健康的基础,健康是事业的基础。

第九章 疾病预防

促使动脉粥样化累积,许多心脏疾病开始发生。

在30岁和49岁之间,吸烟者心脏发病的概率极高,是不吸烟者的五倍。戒烟者发现一年后他们心脏发病的概率下降一半。

第二,吸烟对脑部有损害。吸烟会引致多种脑部疾病,会减低循环脑部之氧气及血液,引致脑部血管出血及闭塞,而导致麻痹,智力衰退及中风。中风原因是吸烟导致脑部血管痉挛,使血液比较容易凝结。吸烟者中风机率较非吸烟人士高出两倍。

第三,吸烟对口腔损害大。吸烟可导致口腔癌和喉癌。香烟中的焦油及烟雾的热量会使唾液腺发炎,味蕾受损,口味和嗅觉能力大大减弱。接下来,就很容易导致口腔癌,大约2/3的患者在发现口腔癌后仍可艰难地活下去。同时,烟气可使咽喉中的温度从37℃增加到42℃,引起里面的黏膜微度烧伤而产生慢性热创伤,最终则导致喉癌。

第四,吸烟对肺部有损害。吸烟能引致支气管上皮细胞的纤毛变短和变得不规则,也会使纤毛的运动会发生障碍,降低局部性抵抗力,容易受到感染。吸烟会引致肺癌。90%的总死亡率是由吸烟所导致。初期病变不会被察觉,直至癌性细胞蔓延至血管及其他器官,才能够被发现。吸烟亦会引致肺气肿,肺部支气管内积聚之有毒物质,会阻碍人体正常的呼吸,令肺部细胞膨胀或爆裂,导致患病者呼吸困难。

第五,吸烟对胃部有损害。患有肠胃性疾病者,吸烟足以使肠胃病更恶化。患有胃溃疡或十二指肠溃疡者,溃疡处的愈合会减慢,甚至演变为慢性病。吸烟能刺激神经系统,加速唾液及胃液的分泌,使胃肠时常出现紧张状态,导致吸烟者食欲不振。另外,尼古丁会使胃肠黏膜的血管收缩,亦令食欲减退。

第六,吸烟对全身骨骼有损害。尼古丁令血管收缩,降低了流到新生骨骼的血量。吸烟时吸入的一氧化碳,亦同时减少进入身体的氧气

 感激伤害你的人,因为他磨炼了你的心志。

比率。吸烟会引致盘骨炎及背痛，有严重背痛的人大部分都有很大烟瘾，这是由于吸烟会引致流向关节盘的血液减少，关节盘因而提早退化。吸烟会引致关节炎。每天吸食一包烟，将提高患病率达50%。吸烟导致骨质流失更快。吸烟会干扰雌激素，而雌激素正是骨骼发展的重要荷尔蒙。

第七，吸烟对肝脏有损害。吸烟会加重肝脏负担。经常抽烟会影响肝脏的脂质代谢作用，令血中脂肪增加，使得良性胆固醇减少，恶性胆固醇增加。这个原因令肝脏的解毒功能增加负担。

第八，吸烟对肠有损害。吸烟会导致结肠癌。患此癌的机会则与吸食烟的分量成正比。研究显示停止吸烟虽然可以减低其他疾病例如心脏病，肺癌等的机会，但患上结肠癌的危险就仍然非常大。

第九，吸烟对生殖系统有损害。吸烟对脊髓的神经中枢起抑制作用，使吸烟男人欲望变弱，又由于吸烟能使血管收缩、痉挛，引起末梢血循环障碍。吸烟是导致阳痿的最主要原因。澳大利亚和加拿大已在香烟盒上直截了当地印上这个信息。另外，吸烟影响活力，使畸形增多，停止吸烟三至六个月后，方可恢复正常。如想要一个聪明、健康的孩子，婴儿专家提倡一定要停止吸烟三到六个月。

第十，二手烟的危害大。所谓二手烟，即香烟烟雾或其中残留物被不吸烟者吸入的情形。抽烟时喷出的烟雾可散发超过四千种气体和粒子物质，大部分这些物质都是很强烈的刺激物，其中至少有四十种在人类或动物身上可引致癌病。在抽烟者停止吸烟后，这些粒子仍能停留在空气中数小时，可被其他非吸烟人士吸进体内，亦可能和氡气的衰变产物混合一起，对人体健康造成更大的伤害。

吸烟在危害吸烟者本身健康的同时，二手烟也影响非吸烟者。除了刺激眼、鼻和咽喉外，它也会明显地增加非吸烟者患上肺癌和心脏疾病的机会。如果儿童与一些吸烟人士同住的话，他们的呼吸系统会较容易受到感染。其他影响包括增加咳嗽、气喘、痰多、损坏肺部功能和减缓

 感激欺骗你的人，因为他增进了你的见识。

第九章 疾病预防

肺部发育。

吸烟有害身体健康的理念,已被越来越多了的人接受,成为人们的普遍共识。不吸烟、少吸烟、文明吸烟逐渐成为现代人文明生活方式的象征。《"健康中国2030"规划纲要》指出:"到2030年,15岁以上人群吸烟率降低到20%。加强限酒健康教育,控制酒精过度使用,减少酗酒。"对于整个社会来说,大学生是一个受教育程度较高的群体,理应走在社会的前面,成为控烟控酒的先行者。

四、避免不安全性行为

《"健康中国2030"规划纲要》指出:要"减少不安全性行为和毒品危害。强化社会综合治理,以青少年、育龄妇女及流动人群为重点,开展性道德、性健康和性安全宣传教育和干预,加强对性传播高危行为人群的综合干预,减少意外妊娠和性相关疾病传播。"

大学生是艾滋病、性病的易感人群,在艾滋病一节中已详细介绍过,这里不再赘述。大学生要树立远大理想,正确对待两性关系,陶冶高尚情操,自觉接受健康教育,避免不安全性行为。

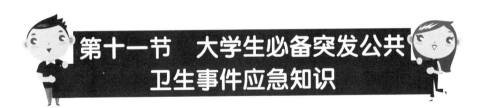

第十一节 大学生必备突发公共卫生事件应急知识

一、突发公共卫生事件及其特点

1. 突发公共卫生事件的定义

公共卫生是人类为谋求生存与各种危害因素做斗争的过程中逐步形

 感激鞭打你的人,因为他消除了你的业障。

成的概念，是卫生事业的重要组成部分，是政府通过公共政策和保障措施，创造公共健康环境和条件，改善和促进广大人民群众健康状况的一项基本的管理和服务职责。19世纪末，在经历天花、霍乱、鼠疫等烈性传染病疫情后，人们逐渐认识到必须以群体为对象防范此类威胁，达到保护健康的目标。

突发公共卫生事件是指突然发生，造成或者可能造成社会公众健康严重损害的重大传染病疫情、群体性不明原因疾病、重大食物和职业中毒以及其他严重影响公众健康的事件。它针对的是群体而不是个体，主要包括：重大急性传染病暴发流行，群体不明原因疾病，新发传染病，预防接种群体性反应和群体药物反应，重大食物中毒，重大环境污染，急性职业中毒，放射污染和辐照事故，生物化学核辐射恐怖袭击，重大动物疫情，以及由于自然灾害、事故灾难或社会治安等突发事件引发的严重影响公众健康的卫生事件。

2. 突发公共卫生事件的分级

根据性质、危害程度、涉及范围，突发公共卫生事件可划分为特别重大（Ⅰ级）、重大（Ⅱ级）、较重（Ⅲ级）和一般（Ⅳ级）四级。

突发公共卫生事件分级表

危害程度	确认与影响	颜色
特别重大（Ⅰ级）	规模极大，后果极其严重，影响超出本省区范围，需要动用全省区的力量甚至请求中央政府增援和协助方可控制，其应急处置工作由发生地省级政府统一领导和协调，必要时（超出地方处理能力范围或者影响全国的）由国务院统一领导和协调应急处置工作	红
重大（Ⅱ级）	规模大，后果特别严重，发生在一个市以内或是波及两个市以上，需要动用省区级有关部门力量方可控制	橙
较重（Ⅲ级）	后果严重，影响范围大，发生在一个县以内或是波及两个县以上，超出县级政府应对能力，需要动用市级有关部门力量方可控制	黄
一般（Ⅳ级）	影响局限在基层范围，可被县级政府所控制	蓝

 感激遗弃你的人，因为他教导了你应自立。

第九章 疾病预防

3. 突发公共卫生事件的特点

突发公共卫生事件具有突发性、多样性、高频化、社会危害严重、国际互动性等特点。

突发性：突发公共卫生事件虽然存在着发生征兆和预警的可能，但往往很难对其发生的时间、地点做出准确预测和及时识别，如各种恐怖事件，自然灾害引起的重大疫情，重大食物中毒等。此外，突发公共卫生事件的形成常常需要一个过程，开始可能其危害程度和范围很小，但其蔓延范围、发展速度、趋势和结局很难预测或不能引起足够的重视。

多样性：突发公共卫生事件的种类呈多样化，主要包括细菌、病毒、不明原因引起的群体性疾病，有毒有害因素污染环境造成的群体中毒，急性职业中毒，各种自然灾害以及生物、化学、核辐射事件等。

高频化：公共卫生事件频繁发生，主要和以下几个因素有关。国家对公共卫生事业投入的不足，公共卫生医疗体制不能适应时代发展的需要；近年来许多地方只注重经济发展而忽视了对生态环境的保护，导致各种灾害频发；一些病原体的变异以及抗生素药物的滥用使病原体产生了耐药性；有毒有害物质滥用和管理不善导致化学污染、中毒和放射事故等逐年增多。

社会危害严重：由于突发公共卫生事件涉及范围广、影响范围大，一方面，对人们身心健康产生极大危害，另一方面，由于突发公共卫生事件涉及社会不同利益群体，敏感性、连带性很强，会成为影响政治、经济、外交和国家安全的重大问题。

国际互动性：伴随着全球化进程的加快，突发公共卫生事件的发生具有一定的国际互动性。经济全球化在人员物资大流通的同时，也带来了疫情传播的全球化。一些重大传染病可能通过交通、旅游、运输等各种渠道向国外进行远距离传播。

 习惯勤扫屋，强如上药铺。

二、重大疫情及相关突发公共卫生事件的应急措施

传染病疫情是突发公共卫生事件中的主要部分。雅典鼠疫、西班牙流感、英国疯牛病、西尼罗热病毒、SARS、禽流感等，历史上不乏人类与瘟疫之间的斗争史，同时传染病疫情也对人类文明造成了深刻地影响。

针对各类疫情等突发公共卫生事件，世界卫生组织（WHO）于2004年专门修订了《国际卫生条例》，以便于利用全球资源来应对突发公共卫生事件。

我国现有的突发公共卫生事件应急体系包括五个阶段。

第一个阶段是预防与控制系统；第二个阶段是监测与预警系统；第三个阶段是医疗救治系统；第四个阶段是专家咨询顾问系统；第五个阶段是后勤供应保障系统。我国在突发公共卫生事件工作方面具有下面的一些成效。

建立了突发公共卫生事件应急指挥体系：国家卫健委设有卫生应急办公室，建设应急指挥中心。全国31个省、自治区、直辖市和新疆生产建设兵团有卫生应急办公室，中国疾病预防控制中心有卫生应急中心。

全面制定了突发公共卫生事件应急预案：国家卫健委和地方各级人民政府根据《中华人民共和国传染病防治法》和《突发公共卫生事件应急条例》的规定，分别组织编写了突发公共卫生事件应急预案。国家卫健委会同有关部门拟订了《国家突发公共卫生事件应急预案》和《国家突发公共事件医疗卫生救援应急预案》，各地也组织制定了各类应急预案。

改进了突发公共卫生事件监测信息网络：国家卫健委建立了统一的国家公共卫生信息系统平台和重大传染病疫情监测报告、重大食品卫生事件报告、重大职业卫生事件报告、重大环境污染事件报告、放射卫生

自古学问无遗力，少壮功夫老始成。

第九章 疾病预防

事件报告等信息系统。其中，重大疾病监测报告信息系统实现了国家和省、市（地）、县（市）疾病预防控制机构联网，并与各级各类医疗卫生机构联网。卫生健康部门定期组织专家分析疫情，探索建立突发公共卫生事件监测预警系统。

加强了疾病预防控制体系建设：原卫生部与国家发展改革委共同制订了全国疾病预防控制体系建设规划，由中央与地方共同筹资，加强了地方疾病预防控制机构建设和突发公卫事件医疗救助体系建设。

加强了应急医疗治体系建设：由中央与地方共同筹措应急医疗救治体系建设资金。国家卫健委组建国家级救灾防病医疗救治队伍，及时指导和支持地方处置突发公共卫生事件。

加强了卫生执法监督队伍建设：针对卫生执法监督中存在的多头执法、重复执法、有权无责，以及医疗卫生行业监督薄弱等问题，原卫生部会同有关部门制订《关于卫生执法监督体系建设的若干规定》。

部门协调配合的机制初步形成：国家发展和改革委员会建立了应急物资生产和储备制度，财政部建立了应急经费保障机制，质检、民航、铁路、交通、农业等部门建立了疫情监测报告制度，地方各级人民政府有关部门也都建立了突发事件防范和应急处理责任制。

但公共卫生体系仍存在一些问题：对公共卫生投入不足；传染病流行动态评估和预测系统不灵敏；各系统自行运行缺乏有效沟通；信息共享机制不完善等。

特别是这次爆发流行的新冠肺炎疫情，是新中国成立以来传播速度最快、感染范围最广、防控难度最大的一次重大突发公共卫生事件。在党中央、国务院的正确指挥、领导下，在全球范围看，我们在很短的时间内，基本控制住了疫情。在新冠肺炎部分已有叙述，这里不再赘述。当然在防控中也暴露了我国在公共卫生管理方面的一些短板和不足，为

 生气是用别人的错误惩罚自己。

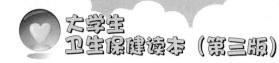

此,习近平总书记2020年2月14日召开的中央全面深化改革委员会第十二次会议上指出,这次抗击新冠肺炎疫情,是对国家治理体系和治理能力的一次大考。要研究和加强疫情防控工作,从体制机制上创新和完善重大疫情防控举措,健全国家公共卫生应急管理体系,提高应对突发重大公共卫生事件的能力水平。

 健康是人类追求的永恒主题。

第十章
意外伤害与灾难的自救互救

生活中难免会出现或发生一些意外伤害,校园里也不例外,如晕倒、刀伤、跌伤、骨折、烧烫伤、电击伤、溺水、中暑、酒精中毒等。为避免某些不必要的伤害,提高安全、健康意识,下面简要介绍一些校园里常见的伤害。

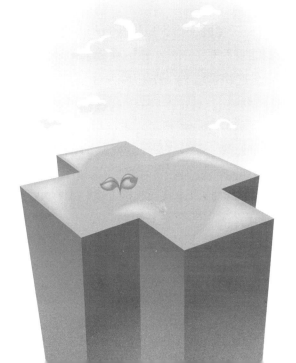

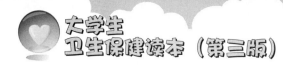

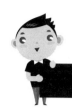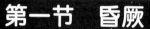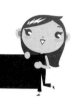

第一节 昏厥

昏厥，又称晕倒，是最常见的急症之一，原因很多，如疼痛、发烧、恐惧、药物过敏及副反应、紧张、闷热、脱水、饥饿、站立过久、长跑骤停、起床站立排尿等都可以引起昏厥，以上都可发生于平时健康的大学生身上。

一、急救处理

一旦见到病人前额出汗、脸色苍白或申诉头晕，或已晕倒，应立即扶病人躺到床上，不要用枕，如果无条件躺下，可以让他坐下或单腿跪下，俯伏上身，像系鞋带的姿势。千万不要把昏倒在地的病人扶坐起来，而要让他躺在地下，身子放平，注意保温，用指甲掐患者的人中，喝些热水或糖水，使他很快清醒。然后转送到医疗机构救治。

二、预防

① 有经常晕倒病史的人应到医院作一次全面检查，排除低血压、颈椎病、低血糖、中枢神经系统肿瘤及脑血管疾病。

② 严重呕吐、腹泻病人应及时到医疗机构诊治，防止脱水和循环系统衰竭。

③ 遇有高烧病人，及时采取物理及药物降温。

④ 夏季要做好防暑降温工作。尤其是大量出汗后要及时补充水、盐。

⑤ 既往有低血压、低血糖病史者，切忌疲劳过度、站立过久、饥饿作业。

⑥ 服用镇静、催眠、利尿、降压等药品时，要了解是否有晕倒的副

吃饭要吃八分饱，睡觉要睡十足够。

第十章 意外伤害与灾难的自救互救

反应，严格遵照医嘱。

⑦ 睡觉后起床或夜间上厕所时，起床动作不要过快，宜缓慢。

⑧ 当出现头晕眼花、胸闷等晕倒预兆时应立即蹲下或躺下。

⑨ 参加剧烈运动或体育比赛前应接受健康检查，患急性重病期间暂停锻炼，饥饿时不要参加剧烈运动。

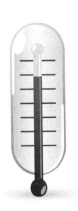

第二节 外伤出血

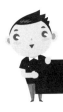

出血是意外伤害中的急症之一，大多由于碰撞、跌倒、用刀削果皮或铅笔时不小心割伤以及个别学生间打架斗殴引起。出血有内出血与外出血之分，对于内脏出血必须立即送医院救治，并在运送途中注意平卧保暖，减少搬动，观察生命体征（呼吸、脉搏、血压）；皮肤外出血应就地取材简单包扎、止血后再送医疗机构处理。

一、急救处理

立即采取止血措施，其方法有三种。首先是直接压迫止血，用一块消毒的纱布或棉垫直接加压于出血部位；第二种方法是在邻近的出血部位的动脉压迫加压止血，又称指压止血法，指压的部位如面部、颞部、指间、上下肢，方法是用拇指或其他手指将动脉压在坚硬的骨面上，就可阻断血流而止血；第三种方法是用止血带止血，在上述两种方法无效时使用，上肢出血止血带应扎在上臂的上1/3，下肢出血应扎在大腿的上1/3处，止血带应选用扁而宽的橡皮止血带，逐渐拉紧止血带至出血

 粗粮杂粮营养全，身体健康又省钱。

停止，然后结扣，结扣处要加衬垫，止血带的松紧以止血为度，不宜过紧；现场救护时，若无橡皮止血带，可用绷带或布条、手帕、绳子等代替，扎上止血带后，在送往医院的途中应在15～30分钟内放松1～2分钟，放松时用指压止血法代替。上述三种止血法应根据伤口部位及出血量的多少分别选用，或采用两种方法联用。

二、预防

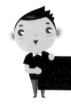

① 不宜在高低不平的场地运动锻炼。体育运动中要求严格遵守运动规则和技术规范，力戒粗野，还要加强自我防护，安全第一。

② 在搬运接触锐利铁器、玻璃仪器、刀具时应谨慎；进出低矮门窗、夜间摸黑上下床以及高空作业、攀高时要缓慢并了解障碍物位置；宿舍内床铺、桌椅损坏应及时修理。

③ 不能拿刀开玩笑。同学间矛盾不能激化，以"和为贵"为原则，决不要挑斗闹事、制造事端。

第三节 跌伤、扭伤

奔跑、跳跃、打篮球、踢足球、突然踩空、登高、路滑、碰撞等常常引起摔倒、滑倒、跌伤，轻者导致皮肤擦伤、软组织挫伤、关节及腰部扭伤，重者造成内脏破裂出血、骨折、昏迷及神经损伤。

一、急救处理

① 轻度皮肤擦伤，立即用肥皂和清水洗净污物，擦干后用3%双氧

 不怕起步晚，就怕不挪步。

第十章 意外伤害与灾难的自救互救

水、生理盐水清洁创口，最后用红药水或酒精、碘伏消毒处理，不必包扎，切忌乱贴创可贴。皮肤严重撕裂、创口较深、出血多者，作简单包扎止血后转至医疗机构缝合处理。

② 出现昏迷、休克、肢体变形、功能障碍、剧烈疼痛、骨折等重症现象时，首先呼叫120急救中心。急救人员到达之前，让病人平卧在板上，若呼吸、心跳停止，立即进行人工呼吸及心脏按压。遇到骨折可用木板、木棍或自身肢体就地取材作简单固定，搬运时平托平放，不要弯曲，转上级医院救治。

③ 若内脏膨出，采用碗盆扣住，不能随意送回，然后送医院。

④ 小面积皮下组织损伤及关节扭伤，开始采用冷敷，可起到止痛止血作用，24～48小时以后才能改为热敷或药敷，切忌受伤后马上乱涂药水、药膏。大面积皮下软组织损伤必须住院治疗。

二、预防

① 日常生活、工作、学习、旅游、娱乐活动及体育锻炼时头脑里保持高度警惕，始终坚持安全第一、健康第一，决不做各种冒险举动。开玩笑要有个度。

② 不宜在高低不平及光线昏暗、照明不良的场地进行体育锻炼，严格遵守运动规则和技术规范，运动中要胆大心细并加强防护措施。

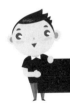

第四节 烧烫伤

烧烫伤是日常生活、生产劳动、战争环境中常见的损伤，是由热力（如火焰、沸水、日晒、蒸汽）、电流、辐射、腐蚀性化学物质等

 大水不到先垒坝，疾病没来先预防。

作用于人体所造成的损伤，校园生活中大多是热水烫伤、化学物品的腐蚀伤。

一、急救处理

① 查明引起烧伤的原因，脱离险境。忌带火奔跑呼救，以免吸入烟火造成呼吸道烧伤。迅速脱去着火的衣物或就地打滚灭火。不要用手扑火，以免双手烧伤。

② 大面积烧烫伤要用干净布单或消毒的敷料覆盖创面，转送医院治疗。

③ 小面积的Ⅰ度、Ⅱ度烫伤，立即将患处放入冷水浸泡半小时以上，然后擦干，涂上湿润烧伤膏或京万红烫伤软膏。忌在伤处自行乱涂其他膏或带色药水、药粉（红药水、紫药水、消炎粉）。

④ 化学物质烧伤要根据化学剂的性质使用中和剂。例如强酸烧伤，用清水反复冲洗后用弱碱性的小苏打水、碱性肥皂水湿敷；强碱烧伤，清水冲洗后用弱醋酸浸泡，如食醋、硼酸水等；生石灰烧伤，先擦去粉末，再用流动清水冲洗，忌用水泡，因生石灰见水会产生大量的热，加重烧伤；磷烧伤，先清除磷颗粒，尽快用水冲净，然后浸泡在清水中，使创面与空气隔绝，以免磷在空气中氧化燃烧加重创面；碳酸烧伤，用酒精冲洗。

二、预防

① 水房灌开水时先检查一下热水瓶底座是否松动，如有松动要拧紧。水龙头不要开得太大，防止溅到皮肤上，水不要灌得太满，行走时防碰撞、滑倒，热水瓶要平稳固定放在高处、明处。冬季使用热水袋（瓶）取暖时，要外包布袋，使用时间久了要更换新的。

② 使用强酸、强碱等有腐蚀性的化学试剂时，要十分小心，不要错

得病容易祛病难，治病就得挖根源。

第十章 意外伤害与灾难的自救互救

拿错用，操作中要全神贯注，聚精会神，严格遵守操作规程，并做好个人防护措施。

③ 工作中要使用电炉、电棒等加热器材时，避免用手或皮肤直接接触，操作台上不能有杂物，要宽敞。他人使用时要问清是冷是热。使用完后待彻底冷却后再收藏。

④ 不要在宿舍及室内玩烟花爆竹，不用明火照明。夏季使用蚊香，应远离床铺，放明处。

⑤ 不要在非工作场所使用电炉、电壶等加热器。

第五节 其他伤害

一、触电

触电可直接导致呼吸心跳停止或肌肉猛烈收缩，把人体弹离电源而自高处跌落摔伤，也可使人体贴住电源造成电流出入处的皮肤烧伤。发现有人触电应立即切断电源，若一时不能做到，可用一切可以利用的绝缘物去断开电线或电器，切忌用手去拉，以免祸延自己。触电后若心跳呼吸停止，立即就地进行口对口人工呼吸、体外心脏按压。

预防措施如下。

掌握用电知识，不要带电操作，发现电器故障或增设电源设施必须请专业人员修理，不要耍小聪明。

二、溺水

游泳是一项很好的运动，大学生溺水事件绝大多数是在校外不知

动则不衰，乐则长寿。一动治百病。

深浅的天然河流中游泳时发生。溺水者被救上岸后，应将其腹部横放在救护者屈起的膝上（一腿跪地，一腿向前屈膝），溺水者面部朝下，头部悬垂，按压溺水者的腰背部，使进入其肺内和胃内的水迅速排出，能排多少就排多少，时间越短越好，然后立即对呼吸心跳停止者施行口对口人工呼吸和体外心脏按压，施行前要用最短的时间清除嘴内存在的泥砂、杂草或呕吐物，抢救成功后也要送往医院作进一步治疗。

预防措施如下。

① 游泳下水前要做好充分准备活动，勿在饥饿或疲劳时下水。

② 不要在不知深浅和明令禁止游泳的河流中游泳。

③ 在天然的公共游泳场所游泳也应有组织地进行，至少有数人结伴同往，并备好救生设备。

三、中暑

夏季长期在通风不良的高温环境中工作学习，或在强烈的日光下劳动、体育训练，易引起中暑。抢救中暑患者时，首先立即把病人抬到阴凉通风处或空调房，平卧不用枕头，松解衣扣，迅速用冷水或冰水擦拭和湿敷头部，用扇子或电扇扇风，饮用凉的淡盐水，同时服用人丹、十滴水、藿香正气丸等解暑药。

预防措施如下。

① 夏季合理安排劳动或体育训练，避开日晒高温期。

② 高温作业要多喝淡盐水、清凉饮料。出现头晕、胸闷、心悸、口渴、恶心预兆时，应立即移到阴凉通风处休息。

③ 不宜在饥饿、疲劳、睡眠不足的状态下长期在高温环境中作业或训练。

四、酒精中毒

大学生饮酒现象已经屡见不鲜，尤其是在节假日和毕业前夕，酒精

多笑笑，莫烦恼，天天忙，永不老。

第十章 意外伤害与灾难的自救互救

中毒时有发生。轻度酒精中毒表现为脸红、多语。失态者应该卧床休息，注意保暖，也可以催吐，吐出胃内残余的酒，同时饮用糖水果汁，吃些水果。重度酒精中毒即出现昏睡、昏迷，必须送医院救治。

预防措施如下。

① 尽量少饮烈性酒，饮酒时不要频繁劝酒和灌酒，更不能赌酒。酒精过敏者不要尝试饮酒。

② 不要空腹饮酒，饮酒时应多吃些糖醋菜肴或水果。

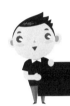

第六节 突发灾难自救

中国是世界上自然灾害最为严重的国家之一，灾害种类多，分布地域广，发生频率高，造成损失重。特别是近年来，极端天气气候事件频发，中强地震呈活跃趋势，自然灾害及其衍生灾害的突发性、复杂性和危害性进一步加重加大。作为一名大学生，应该掌握一些地震地质灾害、洪涝灾害、火灾等多种自然灾害的防灾减灾及紧急救援措施等方面的知识，当遇到突发灾难时，每个人都能实现最大限度的自救互救。

一、地震

1. 紧急避震的四个原则

① 伏而待定。在地震刚刚发生的12秒时间内，千万不要惊慌，最好先不要动。面临大地震，人们往往来不及逃跑，最好就近找个安全的角落，蹲下或坐下，尽量蜷曲身体，降低身体重心，注意保护头部和脊柱，等震动过去后再迅速撤离到安全的地方。

② 因地制宜。地震时，每个人所处的环境、状况千差万别，避震方式也不可能千篇一律，要具体情况具体分析。

 发怒是养生之大忌，万事和为贵。

例如，中国北方农村地区大多为平房，房间内大部有土炕和条柜，院落比较开阔，周围也没有高大建筑物。地震发生时应当行动果断，就近躲避在土炕边、条柜旁，或紧急逃离。决不能瞻前顾后，犹豫不决。

从平房逃出去后，不要站在院子里，最好的去处是马路旁边或宽阔的空地。如果有可能，可以再抱住一棵树，因为树根会使地基牢固，树冠可以防范落物。

如果是住楼房，在地震发生时，则最好不要离开房间，就近迅速寻找相对安全的地方避震，在震后再迅速撤离。

在城市地震应急中，暖气管道大有用处。被困人员能通过击打暖气片向外界传递信息。

③ 寻找三角空间避险。地震自救中的防范重点是必须针对落顶和呛闷来采取自救措施，切勿因躲避一般落物而干扰自己的动作。一句话，宁可受伤不能丧命。不要在意室内电灯、重物和设备的掉落，城市房间的高度一般仅比人高出1米多，即使被砸伤也不会致命。针对天花板的塌落，应该在看准位置后迅速躲靠，即躲靠在支撑力大而自身稳固性好的物件旁边，如铁皮柜、立柜、暖气设备、大器械旁边，最好靠在狭小的地方，如浴室、储物间，因为这些地方都建有承重墙，能抵抗一般的坠落性重物。这样做的目的，是要利用房顶塌落时坠落的水泥板与支撑物之间所形成的一个"三角形自然空间"，在这个空间，既容易呼吸，又便于他人救助。

必须注意的是只能靠近支撑物，而不能钻进去，更不能躺在里面。因为人一旦钻进桌椅床柜等狭小空间，就丧失了机动性，视野被阻挡，四肢被束缚，还容易遭受连带性的伤害。

④ 近水不近火，靠外不靠内。不要靠近炉灶、煤气管道和家用电器，以避免遭受失火、煤气泄漏、电线短路的直接威胁。靠近水源以保证生命的直接需要。不要选取建筑物的内侧位置，而应尽量靠近外墙，但是应避开房角和侧墙等薄弱部位。

 防病宜从早，百岁诚可期。

第十章 意外伤害与灾难的自救互救

2. 特殊场所的避震方法

在野外，如果遭遇地震，一般应当尽量避开山边的危险环境，避开山脚、陡崖，以防山崩、滚石、泥石流、滑坡等。如果遇到地震引发的山崩、滑坡，要沿着垂直于滚石前进的方向跑，切不可顺着滚石的方向往山下跑；为避险，也可躲在结实的障碍物下，或蹲在地沟、坎下，此时，特别要保护好头部。

发生地震时，如果汽车正在行驶，司机应尽快减速，逐步刹车，乘客应当抓牢扶手，以免摔倒或碰伤，同时降低重心，躲在座位附近，护住头部，紧缩身体并做好防御姿势，待地震过去后再下车。

如果地震发生时，汽车在立交桥上，司机和乘客应迅速步行下桥躲避。如果上课时发生地震，教师决不可带头乱跑，而是应当指挥学生迅速抱头、闭眼、躲在各自的课桌旁边。

如果地震时正在工厂车间、影剧院、商场、学校等公共场所，在时间允许的条件下，可依次迅速撤离。在来不及撤离时，可就近躲藏在车床、桌子、椅子、舞台等的旁边，最忌慌乱拥向出口。

3. 被埋压以后如何自救

如果在地震中被埋压，要设法避开身体上方不结实的倒塌物、悬挂物或其他危险品，用砖石、木棍等支撑残垣断壁，以防余震时再被埋压。同时，还可搬开身边的砖瓦等杂物，以求扩大活动空间，如果搬不动，千万不能勉强，防止周围杂物再次倒塌。不要随便运用室内设施，包括电源、水源等。不使用明火。

地震时，粉尘、烟雾和有毒气体的弥漫将会十分严重。因此，在地震避险时，如果闻到异味或灰尘太大时，应当用湿衣服捂住口鼻。

无论在哪种情况下，都必须有强烈的求生欲望。如果有一定的空间，应尽可能向有光亮、透气的地方转移，并设法钻出废墟。如果找不到出路，应设法向外呼救。

如果地震时被困在地下室和井下，一般没有必要慌张，因为地下建筑物相对地面建筑更安全。此时应当尽可能查找并保护好水源、食品，

 干干净净一身轻，不干不净百病生。

尽量保持体力，在必要的情况下，还应收集尿液维生，以防长时间被困地下。即使恐惧，也不要乱喊乱叫，应尽量保持体力，等听到有救援人员到来时再设法进行呼救。

被埋压后，应当积极向外联络，尽可能地使用能够找到的各种器具，例如，可以利用声音不定时地呼叫，把闹钟弄响，击打家具和水管等；也可以利用光，如把手电筒打开，利用手电筒光向外传达求救信号。可能的情况下，还可以打手机向外界报告自己的情况。

二、洪水

1. 洪水袭来前该做哪些准备

洪水到来以前，接到转移通知后，应该服从当地政府或社区的安排部署，有序地进行人员和财产的转移。在向安全地区转移的过程中，慌乱不仅无济于事，还会造成更坏的后果。在有计划地组织转移和撤离的时候，人们可以适当地多带一些物品，如家中比较重要的财产，另外还要带一些衣物，最重要的是饮用水和食物。

在紧急救生的时候，首先要考虑的是如何将人安全地转移出去，而不要过多地考虑带什么东西，以免耽误了最佳的逃生时机。

在必须准备的各类物品中，医药、取火设备很重要。同时还要仔细观察，如果发现某个通信设备还能使用，也尽可能地保存好。

如果准备在原地避水，还应当充分利用条件。首先要准备可供几天食用的食物。同时，还要注意将衣被等御寒物放置在高处保存。如果有可能还应当扎制木排，并搜集木盆、木块等漂浮材料，并加工为救生设备，以备急需。

为防止其他意外伤害，选择在室内避水者，应该在室内进水前及时拉断电源，以防触电，遇到打雷时要注意避雷。

2. 洪水袭来时如何自救

洪水袭来时，有的人可能被困在树上、屋顶上，许多遇险者因此感

  钢铁要千锤百炼，身体要经常锻炼。

第十章 意外伤害与灾难的自救互救

到特别害怕,这时该怎么办?

① 尽早选择避难所。一般应选择距家最近、地势较高、交通较为方便的地方,这些地方应有上下设施,卫生条件较好,与外界可保持良好的通信交通联系。城市中的避水则相对比较容易,许多高层建筑的平坦楼顶,地势较高或有牢固的楼房的学校、医院,以及地势高、条件较好的公园等地方都可以作为避洪场所。

洪水冲击避难场所时,有条件的可修筑或加高围堤;如果没有条件,就应当及时、果断地选择登高避难之所,如基础牢固的屋顶,或在大树上筑棚、搭建临时避难台等。

洪水猛涨时,还可以用绳子或被单等物将身体与烟囱、树木等固定物相连,以免被洪水卷走。

② 积极主动寻求生机。如果被洪水围困,被困者一定不要表现绝望或者消极地等待求援,而应该积极主动地寻求生机。

③ 谨慎下水。必须记住,洪水汹涌时,切不可下水。因为,此时除了水中的旋涡、暗流等极易对人造成伤害外,上游冲下来的漂浮物也很可能将人撞昏,导致溺水身亡。

在水中时,还可能遇到其他的危险,如被毒蛇、毒虫咬伤,碰到倒塌的电杆上的电线,发生触电的危险。所以要提高警惕。

④ 互帮互助。面对滚滚波涛,互帮互助是摆脱困境的有效手段。碰上他人在水中遇险时,每个人都要在力所能及的情况下,伸出援助之手。另外还应该掌握一些常见的急救常识,如心肺复苏、人工呼吸等。

三、风灾

1. 台风袭来前如何自救

① 及时了解天气预报,尽早掌握台风的行动方向是躲避台风灾害最有效的方式。

② 台风来临,提前转移。台风到来之前,在沿海作业或捕鱼的船

 不怕天寒地冻,就怕手脚不动。

员,一定要及时收听收看当地气象台站的台风预报和警报,提前返回港口或港湾避险。

③ 选择避险场所,科学掌握逃生方法。如果在台风经过时已经没有撤离时间了,应该及时寻找一些相对结实的建筑物作为掩体,如高架桥的桥洞、坚实的房子等。但是绝对不能把高压线的铁塔作为躲避的掩体,因为在台风经过的地方,多会出现闪电,同时高压线也可能被大风吹落到地上,要防止雷电和高压电的伤害。

如果在野外遭遇龙卷风,千万不要慌张,应该及时辨认龙卷风的行进路线并选择逃离路线,可以利用汽车等交通工具朝着与龙卷风行进路线垂直的方向撤离。

在台风经过的时候,如果已经在室内躲避了,应该封死窗户并远离窗户,防止被玻璃或窗外飞来的物体伤害。最好是躲藏在没有窗户的房间里,如浴室、储藏室、地下室等地方,并且要切断电源,关好煤气,等待台风过后再采取其他的自救措施或等待求援。

2. 台风过后该如何自救

随台风而来的是狂风、暴雨、恶浪、海潮,因此,台风过后的自救工作也极其重要。

台风虽然可以预报,但也有在海面上航行或捕捞的船只来不及返航。假如遇到这种情况,船只应该向最近的海岛靠拢,及时登陆海岛,避免船毁人亡的发生。同时利用船只上的通信设施向陆地上发出求救信号,报告自己的准确位置,在海岛上等待救援。在救援船只或直升机到来时,可以挥舞旗帜或点燃火把及时发出求救信号,指引救援人员援救。

假如在海面上遇到台风的袭击,落水的可能性极大,所以一定要准备好淡水、食品和通信工具,穿好救生衣。小的渔船在海面上很难经受住台风的袭击,应该在渔船沉没之前跳水逃生,避免与渔船一同沉入海底,但一定要在跳水逃生之前记录下自己落水的准确地理坐标,以便为搜救人员提供准确的坐标。在落水之后,要减少身体的活动量,保持体

高兴能把小病治愈,忧愁能使小病加重。

第十章 意外伤害与灾难的自救互救

温，海面上的风浪减小后，应及时发出求救信号，等待救援。

四、火灾

1. 应该具备哪些报警常识

一场火灾一般要经过初起—发展—猛烈三个阶段。初起到发展一般要经历5～7分钟，是灭火最有效的时机，延误了这个时机，火势到了猛烈阶段，通常是难以扑救的。因此，发现火情时，应及时拨打119火灾报警电话。在拨通119后，应向119台报告哪些情况呢？

① 必须报告着火部位所在的区、街道等详细地址。

② 要报告燃烧的物质、火势大小和受火灾威胁的物质。

③ 要留下报警人姓名、单位、电话号码等，同时派人到路口迎接消防车的到来。

2. 公共场所火灾的避险方法

（1）歌舞厅、卡拉OK厅火灾避险办法。由于歌舞厅、卡拉OK厅一般都在晚上营业，发生火灾时，首先应该想到通过安全出口迅速逃生。特别需要提醒的是，由于大多数歌舞厅一般只有一个安全出口，在逃生的过程中，一旦人们蜂拥而出，极易导致安全出口堵塞，这时就应根据情况，选择相应的逃生措施。对于设置在楼层底层的歌舞厅、卡拉OK厅可直接从窗户跳出，对于设在二、三层的，可以用手抓住窗台，往下滑，以尽量缩小高度，并让双脚先着地。

歌舞厅、卡拉OK厅的墙的四壁和天花板装饰有大量的塑料纤维等装饰物，一旦发生火灾，容易产生有毒气体。因此，在逃生过程中，应用水打湿衣服，捂住口鼻，并采用低姿行走或匍匐爬行，减少烟气对人体的伤害。

遇到浓烟时，可利用透明塑料袋将头罩住逃生，具体方法是：将塑料袋左右抖动，让里面能充满新鲜空气，然后迅速将其罩在头部，并将袋口抓紧，以防止袋内空气外露或浓烟跑进袋中。

 寒从脚起，病从口入。空气流通，病菌失踪。

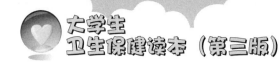

（2）商场、宾馆、饭店火灾的避险方法。每个商场都按照规定设有室内楼梯、室外楼梯，有的还设有自动扶梯和消防电梯。发生火灾后，尤其是在火灾初起阶段，这些都是逃生的良好通道。

几乎所有的火灾都会产生大量有害烟气，可利用毛巾、口罩，浸湿后制成防烟工具，捂住口鼻。如果一时找不到毛巾，可以用口罩、床单等物品作为临时的"空气呼吸器"，情况紧急时，衣服也可以代替。但应当注意，湿毛巾虽然可以消除烟尘侵袭，但不能防一氧化碳，所以应当采用低姿势前进，不能做深呼吸，并及时逃离火场。

（3）高楼火灾的避险方法。发生火灾后，位于火灾现场的人一定不要惊慌失措，盲目跳楼等错误的逃生行为极易造成死伤。心态镇定并具备一定消防知识的人反而可以顺利逃生。

① 利用消防器材，扑灭初起火灾。学会使用灭火器，一旦发现起火，就能在火势初起阶段将火扑灭，避免造成更大损失。

灭火器的使用方法：第一步拉出保险销，横向拔掉；第二步拿起前端喷嘴，用手握住；第三步按下压把，干粉喷出。

身上一旦着火，而手边又没有水或者灭火器时，千万不要跑或用手拍打，必须立即设法脱掉衣服，或者就地打滚，压灭火苗。

② 细听警报。高层建筑着火后，楼内的广播会告知着火的楼层和安全疏散的路线、方法等。因此，不要一听见有火警，就惊慌失措，盲目行动。打开房门前，先用手背接触房间门，如果门已经热了，则不能打开，否则烟和火会冲进房间；如果门不热，说明火势还不大，可以通过正常的通道迅速离开房间。离开房间以后，一定要关好房间的门，以防火势蔓延。

③ 勿闯浓烟。如果在逃生时遇到浓烟，一定要停下来，千万不要试图从浓烟里冲出。如果着火层的大火已将楼梯封住，着火层以上的人员无法向下疏散时，被困人员可先疏散到屋顶或相邻未着火的楼梯间，向地面疏散。

④ 积极呼救。当着火层的走廊、楼梯被烟火封锁时，被困人员应

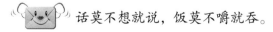 话莫不想就说，饭莫不嚼就吞。

第十章 意外伤害与灾难的自救互救

尽量靠近当街窗口或阳台等容易被人看到的地方，向救援人员发出求救信号。

⑤ 防烟进入。等待救援时，要用湿毛巾塞住门缝，防止烟流进室内。如果大楼有中央空调的通风口，也一并塞住。

⑥ 低身行走，贴地爬行。防止烟雾中毒，预防窒息，一般做法是用湿毛巾、口罩蒙鼻。在烟雾浓烈时，应该尽量贴近地面爬行撤离。

⑦ 三层以下可抛软物至楼下，跳楼逃生。处在三层以下的被困位置，当火势危及生命，又无其他方法可自救时，可采用这个方法。较高楼层可选用窗帘、被单、绳索连接逃生。

⑧ 及时报警。无论身在何地，不可因惊慌失措而忘记报警。

⑨ 向上逃离。不能一见底层起火就往下跑，低楼层发生火灾后，如果上层的人都往下跑，反而会给救援增加困难。正确的做法是更上一层楼，不能因清理行李和贵重物品而延误时间。

⑩ 关门开窗。起火后，如果逃生通道受阻，应迅速关上房门，打开窗户，设法逃生，不能盲目从窗口向下跳。当困在房内无法逃出，应用湿毛巾捂住口鼻，阻挡烟气侵袭，耐心等待救援，并想方设法报警呼救。

如果被围困在火场中，暂时无法逃避，也不要藏到顶楼或者壁橱等地方，而应设法使自己处于阳台、窗口等易被人发现并可供呼吸新鲜空气的安全地方，保持耐心，等待营救，消防队员可通过云梯车营救围困人员。由于高层紧急救援所需时间较长，可以用色彩鲜艳的布条表明自己所处的位置，使救援队员更容易发现。

⑪ 勿乘电梯，走下楼梯。高层建筑的供电系统在火灾发生时随时可能断电，乘电梯就会被关在里面，直接威胁到人的生命，所以，火场逃生千万不

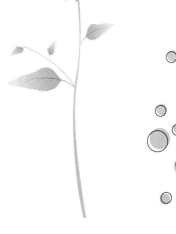

吃米带点糠，一家老小都安康。

要乘电梯。

楼梯等安全通道都配有应急指示灯作标志，火灾发生时，人们可以循着指示灯逃生。

一般建筑物都会有两条以上的逃生楼梯，有些高层建筑的外侧还建有紧急疏散用的楼梯，那里往往是火灾逃生的最佳选择。为确保安全，平时应该熟悉这些设施，如遇火灾就可以镇定、有序地疏散。

逃生时，应尽量利用建筑物内的防烟楼梯间、封闭楼梯间、有外窗的通廊、避难层和楼道内设置的缓降器、救生袋、安全绳等设施，对老、弱、病、孕妇、儿童及不熟悉环境的人要引导疏散，互相帮助，共同逃生。

第七节 心肺复苏术

一、人工呼吸

首先要使气道通畅。办法是：置患者于仰卧位，不用枕，并解除舌根随下颚后坠而对气道的阻塞，方法是用几个手指托起患者的下巴下方正中的部位（颏部），这样，气道就已打开，口对口人工呼吸要立即开始，具体操作如下。

抢救者站在或跪在患者头部的一侧。清除口腔内的食物、痰液和假牙，解开领扣和腰带。用一手托起患者下巴，并用拇指把下颚打开，另一手的拇指和食指捏紧患者的鼻孔。深吸一口气后紧贴患者双唇，尽力吹一下，立即移去自己的嘴，让患者的胸廓自身的弹力将气呼出，每3～4秒钟重复一次，直到患者恢复自主呼吸或抢救医生赶到现场方罢。自主呼吸刚恢复时，人工呼吸还要持续一段时间，但其节律应与自主呼

没病天天困，无病困成病。

第十章 意外伤害与灾难的自救互救

吸一致。

二、体外心脏按压

抢救心跳骤停的第一步,可先作胸前叩击,方法是:在病人的右侧握紧右拳,用掌侧敏捷而有力地向病人的胸骨中下部捶击2～3次,然后立即触摸动脉,如果出现搏动,说明心跳已恢复,否则就尽快进行体外心脏按压,不再继续捶击。

体外心脏按压时,要让病人仰卧在硬板床上或地面上,不用枕头。抢救者在病人的一侧,用一手的掌根放在胸骨下半段,再将另一只手重叠放在前一只手之上,用抢救者上身的体重有节奏地向下按压,每次都使胸骨下降4cm左右,然后释去压力,使胸廓恢复到正常。按压必须用力均匀而有节奏,掌根下压的力量必须集中在胸骨,手指勿接触胸部,以免发生肋骨骨折。心脏按压的频率是每分钟100次。在进行体外心脏按压时,必须同时做口对口人工呼吸,如果只有一个人抢救,每做30次按压,就挪到病人头部,口对口地迅速用力吹气两次。

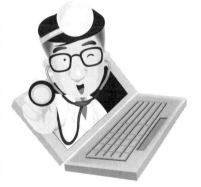

经过一段时间抢救后,若病人脸色逐渐好转,嘴唇转红,用耳贴胸已听到心音,颈动脉有搏动,自主呼吸恢复,表示抢救成功。在密切观察下急送医院作下一步救治。

 脑怕不用,身怕不动。

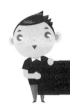

附 录

重要的卫生日

1月27日	世界麻风日	6月6日	全国爱眼日
2月4日	世界抗癌日	6月14日	世界献血日
2月14日	世界癫痫关爱日	6月24日	世界卒中日
3月3日	全国爱耳日	6月26日	国际禁毒日
3月10日	世界肾脏日	8月8日	全民健身日
3月18日	全国爱肝日	9月12日	中国预防出生缺陷日
3月21日	世界睡眠日	9月20日	全国爱牙日
3月24日	世界防治结核病日	9月份最后一个星期日	世界心脏日
4月2日	世界自闭症日	10月8日	全国高血压日
4月7日	世界卫生日	10月10日	世界精神卫生日
4月11日	世界帕金森氏日	10月11日	世界镇痛日
4月25日	中国计划免疫宣传日	10月12日	世界卒中日
5月8日	世界红十字日	10月18日	世界更年期关怀日
5月12日	国际护士节	10月20日	世界骨质疏松日
5月15日	全国碘缺乏防治日	10月22日	世界传统医药日
5月17日	中国助残日	10月28日	世界男性健康日
5月20日	中国学生营养日	11月14日	世界糖尿病日
5月29日	世界消化健康日	12月1日	世界艾滋病日
5月31日	世界无烟日	12月3日	国际残疾人日
6月1日	世界牛奶日	12月11日	世界哮喘日
6月5日	世界环境日		

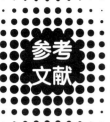
参考文献

[1] 郭风云,王景春主编.大学生卫生保健常识.北京:冶金工业出版社,2003.
[2] 杨贵仁主编.21世纪学校卫生健康教育工作全书.北京:兵器工业出版社,2001.
[3] 龚敏主编.全民防灾应急手册.北京:科学出版社,2009.
[4] 高美华,孔玉芝主编.高职生心理健康教育.北京:北京航空航天大学出版社,2007.
[5] 郭兴华主编.江苏省健康教育手册.南京:南京师范大学出版社,1998.
[6] 范群主编.预防医学.南京:东南大学出版社,2003.
[7] 孙宗鲁主编.大学生健康教育教材.北京:北京大学出版社,1994.
[8] 李庆天主编.营养与生命.连云港:河海大学出版社,1998.
[9] 2007江苏省大学新生健康生活指南.江苏省学校健康教育指导委员会办公室编印.
[10] 王虹主编.结核病防治实用手册.上海:上海科技出版社,2004.
[11] 朱步楼主编.防止艾滋病科普知识读本.南京:江苏人民出版社,2006.

编后语

为更好地开展大学生健康教育,我们在对多年的健康教育进行总结的基础上编写了《大学生卫生保健读本》一书。本书内容丰富、通俗易懂,选编上有很强的针对性,充分考虑到了大学生的年龄、生活、生理特征等,贴近大学生活,力求帮助学生解答在校期间经常遇到的需要解决的卫生、健康问题。本书既可供学生们阅读,也可作为学校健康教育课本。

编写过程中,我们得到了常州市疾控中心副主任、主任医师吉俊敏,市疾控中心健康教育所所长、高级科普师郭晓健,市卫生监督所副所长吕旭峰、市卫生监督所副主任医师许强强,市卫生监督所一科科长严旭东等五位公共卫生专家的不吝指导,他们对本书的编写提出了许多宝贵意见和建议,并两次参加审稿会。王兆明、杨伟元、周勇、单莉、郭晓健、谢斌、薛继红等参与了部分内容的编写工作。对上述领导、专家、教授对本书的撰写给予的支持和帮助,在此表示衷心的感谢。本书中还引用了一些学者的资料和图片,也在此表示诚挚的谢意。

最后还要特别感谢李枫教授,他在百忙中抽时间对本书进行了审阅,提出了许多宝贵意见,为本书写了序言,并担任本书主审。

由于编者水平所限,书中不妥之处,敬请读者指正。

编者

2020年6月